Apprendre Hypnose facilement

L'hypnose est ce un pouvoir ou un savoir ?

Je vais ici vous exposer des articles sur l'hypnose sans forcément de plan car le but étant pour vous de cerner l'hypnotisme et d'apprendre à hypnotiser à votre rythme .

Le risque est le piment de la vie cela fait partie du charme de la vie. Apprendre à hypnotiser est forcément prendre un risque , celui d'apprendre sur soi et sur l'autre mais vivre c'est aussi prendre un risque …. Personne n'est jamais resté endormi alors pas de panique . Je fais ce livre à partir de mon blog pour vulgariser l'hypnose traditionnelle , enlever les peurs et croyances fausses . Je vais vous expliquer la technique que j'utilise depuis 30 ans et donc c'est une succession de billets que je vais vous exposer .
 Elle est employée depuis des siècles , je n'ai rien inventé, juste adapté certaines suggestions à notre époque .Les suggestions mentales et verbales restent la base du sommeil hypnotique, au dessus de cet étage , c'est un vaste champ encore vierge et inexploré . Pour des esprits créatifs , tout reste a inventer pour se détendre alors bonne lecture et visionnage …
Mesmer en 1778 a Paris montre qu'il est possible d'endormir une personne d'un sommeil ou elle conserve une activité et obéit aux suggestions.
Choquet en 1829 fait l'ablation d'une tumeur au sein sous hypnose , ce genre d'opération et d'anesthésie est courant en 1850 à Calcutta avec Esdraile.
Braid en 1845 a Manchester lui donne le nom " hypnotisme".
Charcot et Janet en 1878 a la Salpétrière a Paris traite l'hystérie avec le grand hypnotisme par opposition au petit hypnotisme pour les gens dits "normaux".
Il est faux de croire que la conscience puisse être captée malgré elle , il faut absolument l'acceptation de cette personne à se soumettre a une séance d'hypnose pour l'hypnotiser.
C'est elle et elle seule qui le veut et nous sommes seulement le guide , rien de plus .
La fixation du regard jointe à l'idée qu'on suggère à la personne qu'elle peut et va dormir forme la base de toutes les méthodes d'hypnotisation .

La technique :

Exercice d'hypnose : Il faut être sur de soi et ne jamais douter. Lorsque vous commencez une séance , dites vous que c'est ne pas pour exercice ….Vous devez réussir a impressionner la personne d'un coup .
Exercice d'entraînement: Faites le dessin d'un visage avec entre les deux yeux un point rouge ou cliquer sur ce carré rouge en bas et regarder le fixement

sans ciller des yeux , ils vont pleurer au début c'est normal et quand il disparaîtra vous aurez le bon regard hypnotique .

La suggestion :

Elle est verbale : je dis "vos paupières s'alourdissent de plus en plus "
Mentalement : je vois ces paupières s'alourdir ...etc Pour pouvoir faire cela il faut s'entraîner sur d'autres exercices : Exercice : Selon les axes OX, OY , OZ (comme en mathématique) pensez a un triangle puis a un carré , a un rond et lorsqu'il est totalement dessiné mentalement faites le tourner autour de ces axes .

Le texte de l'induction :

Apprendre par cœur : "je vous demande de regarder mon doigt et seulement mon doigt ...."(Là, l'index est levé au niveau des yeux de la personne et vous avez les yeux grands ouverts et interrogatifs ????)........
je vous demande de regarder mon doigt et seulement mon doigt , vous étés bien,détendus, relâches complètement relâches , vous avez confiance en moi , détendus relâches complètement relâches , vous avez confiance en moi ,détendus relâches complètement relâches."
Je commence comme cela , attention souvenez vous toujours des premiers billets sur les suggestions verbales et mentales , c'est très important , ce n'est pas un texte vide , il faut le faire vivre .....

Les vidéos montrent différentes facettes de l'hypnose.
L'induction hypnotique se présente sous différentes formes , la personnalité de l'hypnotiseur(homme ou femme) est déterminante.
La technique que je vais vous expliquer est une possibilité parmi beaucoup d'autres et est celle que j'utilise depuis plus 25ans .
La voix est monocorde , un ton au dessus de la personne et le débit est rapide .
L'induction hypnotique est la phase assez secrète que vous ne trouverez pas sur le net; je vous en donne une partie pour commencer car je l'ai inventé , elle marche bien , reste a vous de vous l'approprier !

Hypnose , le texte :

"Je vais poser le pouce et mon index sur vos paupières dans quelques instants, vous allez vous concentrez sur la pression de mon pouce et mon index sur vos paupières (là je pose mes deux doigts sur les paupières de la personne), vous vous concentrez sur la pression de mon pouce et mon index sur vos paupières ,vous écoutez seulement le son de ma voix , seulement le son de ma voix , le son de ma voix qui vous guide , vous êtes bien, détendus, relâchés, complètement relâchés, vous avez confiance en moi, vous êtes bien , détendus, relâchés, complètement relâchés, vous écoutez le son de ma voix ,seulement le son de ma voix qui vous guide , vous êtes bien ,détendus , relâchés , complètement relâchés ".

La phase d'endormissement:

Vos paupières s'alourdissent naturellement, elles deviennent de plus en plus lourdes, elles sont lourdes , très très lourdes, elles tombent naturellement , elles sont en plomb , vos paupières sont fermées, hermétiquement fermées, vous ne résistez plus, vous êtes bien dans cet état, détendus, relâchés, complètement relâchés, vous avez confiance en moi, vous écoutez le son de ma voix , seulement le son de ma voix , le son de ma voix qui vous guide , vos paupières sont fermées , cadenassées, complètement fermées, vous ne pouvez plus les ouvrir , vous êtes bien , détendus , relâchés , complément relâchés, . A ce stade la personne ne dort pas encore mais ne plus ouvrir ses yeux , si ce n'est pas le cas , recommencez et encore ….

Le sommeil profond :

Vous écoutez le son de ma voix et seulement le son de ma voix , le son de ma voix qui vous guide , vous êtes bien , détendus , relâchés, complètement relâchés, vous avez confiance en moi , vous sentez votre tête peser de plus en plus lourd sur votre cou , elle est naturellement lourde , votre cou ne peut plus la porter , elle tombe naturellement sur vos épaules , elle est lourde très, très , lourde, vos bras se relâchent le long de votre corps , complètement relâchés, vous écoutez le son de ma voix , seulement le son de ma voix , le son de ma voix qui vous guide , vous êtes bien détendus, relâchés, complètement relâchés, vous avez confiance en moi , votre corps pèse de plus en plus lourd ,il pèse très très lourd , vous êtes bien dans cet état relâchés, complètement relâchés, maintenant vous sentez la fatigue qui vous gagne vous êtes fatigués, très fatigués et au fur et a mesure que je parle, vous vous enfoncez dans un sommeil de plus en profond et plus je parle et plus vous dormez profondément. Vous êtes bien dans cet état , relâchés , complètement relâchés , vous avez confiance en moi , maintenant je vais compter jusqu'à trois et vous allez dormir très très profondément .
1 . vous êtes fatigués, vous sentez le sommeil qui vous gagne.
2 .vous êtes complètement relâchés ,vos muscles sont tous détendus , très lourds .
3 . vous dormez maintenant très profondément .

A ce stade la personne est complètement endormie .
Ici commence le voyage intérieur .

Le réveil :

Cette phase est sans danger si vous l'oubliez car la personne se réveillera en
30 minutes comme un matin ordinaire seulement un peu grogi et
complètement relaxée . vous êtes bien ,détendus , relâchés , complètement
relâchés , vous écoutez toujours le son de ma voix , le son de ma voix qui vous
guide , vous êtes allongés sur votre lit , vous dormez profondément , votre
corps est totalement relâché , dans quelques instants le jour va se lever , vous
percevez le jour derrière les volets , je vais compter jusqu'à trois et a trois
vous serez totalement réveillés et en pleine forme :
1 , vous   sentez le jour derrière les volets
2 , vous ouvrez les volets
3 , vous êtes réveillés et complètement réveillés ."

L'inconscient :

De nombreux actes , des pensées, ne viennent pas seulement de la raison
mais d'instincts venus du plus profond de nous.
La suggestion n'est pas un processus seulement psychologique , il est aussi
physiologique .
La personne suggestionnable ne garde pas son psychisme normal , elle tombe
dans un sommeil particulier , le sommeil hypnotique. Elle demeure sous
l'influence de celui qui la suggestionne .
L'hypnotiseur peut lui faire exécuter des actes complexes. Le sommeil
hypnotique est proche du somnambulisme provoqué. L'hypnose chimique a les
mêmes effets que la vieille hypnose , elle permet l'emprise d'une volonté
étrangère sur notre volonté sans pouvoir s'y soustraire, là tout le monde est
devenu hypnotisable .
Mais dans l'hypnose traditionnelle , il faut absolument l'adhésion de la
personne.

Hypnose et conditionnement :

La suggestion ou autosuggestion n'est qu'un conditionnement . Si vous voyez
un vendeur de glaces sur votre chemin ,vous irez en acheter une .
(vous êtes suggestible)
Normalement notre conscience tient sous son contrôle les réflexes conditionnés

et empêche ces tentations .
Néanmoins pour que la suggestion l'emporte il faut que notre conscience soit diminuée transitoirement ce qui ralentit la réflexion .
La suggestion comporte un aspect négatif , celui de diminuer son esprit critique mais aussi un positif celui d'accentuer une tendance ignorée de la personne , pouvant être libérée lors de la séance d'hypnose .
Des procédés peuvent vous permettre de savoir qui est suggestionnable , par exemple , demander a une personne de serrer ses mains de plus en plus fort et ce jusqu'à qu'elle ne peut plus les ouvrir ,même chose assis sur son siège, elle ne peut plus se lever ou avec un autre , placez vous derrière elle , posez vos mains sur ses omoplates et suggérez lui qu'au fur et a mesure que vous enlèverez vos mains , elle sera irrésistiblement attirée en arrière , vous obtenez une réaction positive , vous avez une personne parfaitement hypnotisable .

Les messages qu'on adresse a l'inconscient par lesquels se réalise la suggestion jouent un grand rôle dans notre comportement .
La concentration de la pensée au moyen du regard est un moyen infaillible pour créer un état hypnotique.
Suggestionner quelqu'un,c'est créer en lui un réflexe conditionné .   La conscience est incapable de s'y opposer . Voila pourquoi le regard est très important dans la suggestion .

Les actions sous hypnose possibles :

N'importe quoi ne peut pas être fait en hypnose , si la suggestion est en opposition avec sa morale , il est sur que la personne se réveillera alors aucun danger ...

Voyons les signes physiologiques de l'état hypnotique :

1. dilatation pupillaire
2. convulsion des globes oculaires en haut
3. mouvements de déglutition

Les différentes actions possibles sous hypnose : (non exhaustives)

1 . Hallucinations , voir une orange qui n'existe pas .....
2. Catalepsie , raideur totale de tout le corps .
3. Paralysie , d'un membre , de toutes les parties du corps
4. Analgésie , de la langue , des différentes parties du corps

5. Drainage des émonctoires : ce sont les principales voies d'élimination des déchets dont dispose notre organisme.
6. Clairvoyance etc ...

Hypnose sociale :

Plonger l'homme au milieu d'une foule , il devient un véritable automate.
La psychologie individuelle y est totalement noyée . Dans la foule , il n'y a plus de raison, de conscience , tous deviennent semblable à l'hypnotisé, réclamant qui ? le meneur qui est là l'hypnotiseur .
Plus de réflexion , ici c'est le déchaînement des instincts et émotions élémentaires .
L'homme se sent irresponsable et puissant , peut faire quantité d'actes que réprouverait sa conscience , soit ici , une modification plus profonde que dans l'hypnose traditionnelle .

Hypnose et le tabac :

L'hypnose est basée sur la suggestion , la suggestion s'adresse a l'inconscient et lui délivre des messages .
Le tabac est un conditionnement , fumer reste un comportement social, convivial, il apporte une certaine facilité a engager la conversation , c' est une aide pour certain pour communiquer etc...
Pour le déconditionnement,il faut rompre avec ces habitudes . L'hypnose va permettre de créer les conditions nécessaires , la cigarette deviendra pour le fumeur quelque chose d'amère avec un goût de moutarde très désagréable par exemple
Le texte ....à chaque fois que vous avalerez la fumée de votre cigarette , elle aura le goût très désagréable de la moutarde , un goût amer, une odeur d'égout et au fur et a mesure que vous tenterez de fumer a nouveau , vous serez de plus en plus dégoûté par la cigarette.....

Les suggestions mentales , verbales sont très utilisées en publicité . Une sorte de manipulation qui nous entraîne à acheter des produits...bien souvent sans qu'on en a vraiment besoin mais cela est un autre débat...

Suggestions ludiques :

Les suggestions peuvent être thérapeutiques , mais c'est pas ici , je pense que l'hypnose est beaucoup plus attractive pour se détendre...   j' en ai trouvé une sur le net qui est très amusante et facile a reproduire . voila le texte : " vous écoutez le son de ma voix , toujours le son de ma voix , le son de ma voix qui

vous guide , dans quelques instants je vais compter jusqu'à 3 et je dirai ...
guili-guili....et vous serez irrésistiblement chatouillés par quelque chose sous
votre chaise , je compte 1 , vous sentez votre chaise bouger , 2 votre chaise
chauffe de plus en plus ,3 guili-guili...vous êtes chatouillés , vous ne pouvez
plus vous asseoir , vous êtes chatouillés de plus en plus ..... Puis réveiller la
personne comme d'habitude.

Actes post hypnotiques à faire après le réveil :

La personne est totalement réveillée et pourtant , dès qu'elle entendra un mot
, elle entrera dans un état hypnotique de suite .

Comment ça marche ?
Pendant la phase sommeil profond , une suggestion lui est faite : " vous
écoutez le son de ma voix et seulement le son de ma voix , le son de ma voix
qui vous guide lorsque je dirai le chiffre 7 , vous sauterez en l'air ."

Après l'avoir complètement réveillé , la personne va sauter en l'air des qu'elle
va entendre l'hypnotiseur prononcer le chiffre 7 et cela durant une dizaine de
minutes selon les individus . C 'est très ludique et sans danger.

Inductions hypnogènes :

Les pratiques employées pour obtenir un sommeil hypnotique reposent toutes
sur le déclenchement d'une inhibition conditionnée .La concentration de sa
pensée au moyen de notre regard crée un inhibition hypnogène .
Plus on affaiblit la conscience plus il sera facile de provoquer une induction
hypnogene...

La relaxation :

Lorsque la personne est endormie , des suggestions peuvent lui être faites
dans ce sens .
le texte : " votre corps est lourd , vos bras tombent naturellement le long du
corps , vous sentez tous vos muscles se relâcher, vous êtes bien dans cet état ,
merveilleusement bien, vous écoutez le son de ma voix et seulement le son de
ma voix qui vous guide, vous êtes au bord de la mer , écoutez le bruit des
vagues , sentez cet air frais et vivifiant , votre corps est totalement relâché ..."
Puis réveillez la personne selon la technique classique du réveil .

Hypnose et assurance :

Chacun a ses limites et bien souvent la réflexion évitant l'action , rien est fait .
L'hypnose peut nous aider à prendre confiance en soi et devenir plus

autonome.

Ici on parle auto hypnose : les suggestions répétées mentalement sont faites par automatisme sans qu'on y pense ; néanmoins , on peut accentuer une auto suggestion en toute conscience ... par exemple : si vous voulez convaincre une personne de votre point vue : " regardez la personne jamais dans les yeux mais entre les deux yeux , à la racine du nez ; fixez ce point et dites vous mentalement et rapidement qu'elle a deux jambes ,deux bras , une tête ... et rien de plus que vous ; attaquez directement sur votre idée à passer calmement et écoutez les réponses etc...."

Hypnose et dangers :

On sait qu'il est faux de croire que la conscience puisse être captée malgré elle.

Cependant quelques rappels de bon sens pour éviter moulte problèmes .

L'état du système nerveux est important , si vous avez bu de l'alcool , du café ou du thé , phonologisation sera impossible.

Alors quels sont les dangers sous l'état hypnotique ?

La conscience est diminuée comme nous l'avons vu ; la personne hypnotisée va être dans une position de faiblesse face a l'hypnotiseur , oui et non.

En effet , s'il ne peut pas vous faire faire des actes contre votre volonté, mais celle ci est tellement diminuée , il lui est facile de vous suggestionner de répondre a certaines questions , cependant vous garderez toujours le contrôle ...alors pas de panique , aucun danger!

Vous pouvez y aller en toute confiance , vous ne serez pas déçu (e).

Hypnose et mystère de l'inconscient :

Si vous vous promenez dans une rue animée du centre ville , tout en réfléchissant a quelque chose d'important , votre conscience est totalement absorbée par cette préoccupation .

Vous ne voyez plus une vitrine , les gens , les rires , tout est sur "off".

Alors si votre copain ou copine vous appelle instantanément vous êtes sortis de cet état et votre conscience est disponible .

Que c'est il passé ?

Tout simplement votre inconscient filtre , enregistre , tout ce qu'il voit , mais ne restitue que ce qui est important .

Le conscient est visible pas l'inconscient . L'hypnose permet de s'adresser directement à l'inconscient et donc de l'entraîner à différentes taches .

Le lâcher prise :

Qui n'a pas eu envie de tourner ce bouton dans la tête , le soir , après
une journée de travail hyper lourde et d'un coup d'un seul , le vide
total ...

L'hypnose va ici apporter la solution en augmentant la stimulation , on va
dépasser le point du lâcher prise et créer ainsi les conditions nécessaires pour
arriver a ce fameux lâcher prise et ensuite a vous d'en faire ce que vous
voulez ...

La suggestion là est : " Au fur et à mesure que je parle , vos soucis
'évanouissent totalement , votre tête se vide de tous vos problèmes ,
vide s'installe a la place , vous êtes bien dans cet état ,
relâchés, vous écoutez le son de ma voix , toujours le son
ma voix et seulement le son de ma voix , le son de ma voix qui vous
, vous êtes totalement relâchés et quand vous allez vous
éveiller vous serez complètement vidés de tous vos soucis ".
lâcher prise est important , il permet de se recharger et tout ira mieux....

Hypnose et douleur :

La douleur se manifeste avec des accélérations du pouls , une élévation de la
pression sanguine , une dilatation pupillaire , une rougeur de la face ...divers
éléments réflexes difficilement imitables d'une façon consciente .
Et pourtant , Boiseau au siècle dernier a démontré qu'il lui était possible de
supporter de grandes douleurs physiques sans manifester aucun signe
réflexe.
Comment faisait il ? En fait , ce n'est pas la douleur qui provoque ces signes
réflexes mais tout simplement la crainte et donc la représentation mentale
que l'on en a .
C'est donc en supportant calmement cette douleur et sans crainte qu'il
empêchait ces réflexes.
Alors comment l'hypnose peut apporter une réponse à une douleur, c'est
toujours le même principe , les suggestions devront se diriger vers l'abandon
de ces craintes et donc la disparition de la douleur .

Hypnose et mémoire :

L'irrationnel ne veut pas toujours dire déraisonnable . Chez la personne
hypnotisée , la mémoire est bien meilleure en souvenir que chez celle du sujet
éveillé. Lorsqu'on veut revivre un passage de sa vie , comme si on y était , la
suggestion sous sommeil hypnotique va le permettre . Ainsi , la femme

d'aujourd'hui voulant revivre son entrée à l'école élémentaire va avoir , chose très troublante , sa voix de toute petite fille ainsi que les acquis de cet age .

Hypnose et théorie :

Si l'hypnose reste une technique, cette manière d'arriver au sommeil artificiel provoqué par la suggestion verbale et mentale , cependant cela ne suffit pas . Comme vous l'avez constaté vous même dans vos expériences , le texte , le ton , la voix , certes restent des composantes essentielles en hypnose mais il faut arriver a impressionner le sujet en une seconde .
La suggestion , cette influence psychique exercée sur quelqu'un reste la base de l'hypnose .La technique : Lorsque vous suggestionnez quelqu'un , vous mentalisez vos suggestions , chose très importante . Imaginer un tube par lequel un " fluide" passerai entre vous et le sujet regarder fixement la personne à la racine du nez avec ce regard hypnotique pour activer les phénomènes hypnotiques sur la rétine et commencer les suggestions relaxantes dans un premier temps.

Hypnose et scène :

L'hypnotiseur sur scène bénéficie de nombreux avantages par rapport à l'hypnothérapeute.
Il peut choisir les sujets à hypnotiser dans la salle .Il va demander à des volontaires de venir sur scène , il va tester le degré de suggestibilité de chacun et choisir les plus réceptifs , bien entendu .
Alors que le thérapeute ne peut pas choisir ses sujets c'est complètement différent . Mais d'un autre coté il n'est pas utile d'endormir profondément le sujet pour la suggestion
thérapeutique . Dans le spectacle il faut absolument l'endormir très profondément pour obtenir des comportements très spectaculaires. En pratique 75 pour cent des sujets sont sensibles a la suggestion et dans les 30 pour cent restant seul 15 pour cent peu sensible vont le devenir à force de persuasion , au total 85 pour cent des sujets sont hypnotisables et surtout les personnes aux yeux bleus et verts ou ayant un lobe d'oreille court . La pratique de l'hypnotisme sur scène a permis d'introduire les bases des hypnothérapeutiques.
Si la technique reste plus ou moins la même , les buts recherchés sont totalement différents .

Hypnose et comédie :

Les comédiens visualisent les actions avant de les jouer , c'est le même mécanisme que dans l'hypnose . Ce qui est amusant dans la comédie et différent dans l'hypnose c'est la manière de travailler . Le réalisateur et metteur en scène a une idée précise de ce qu'il veut et c'est a l'acteur de s'en approcher alors que dans l'hypnose , on sait vraiment pas ce qu'on peut obtenir d'une personne hypnotisée c'est dans l'action que l'on voit , là existe une vraie différence ...c'est empirique .

Hypnose et thérapeutique :

Les thérapeutiques sont utilisées pour traiter une maladie.
L'hypnose est utilisée pour provoquer un sommeil artificiel.
Le sommeil hypnotique est obtenu par des suggestions .
L'influence psychique exercée sur la personne par l'hypnotiseur donne le sommeil artificiel.
Cet état est sans danger , plusieurs fois dans la journée , nous passons tous en mode "hypnotique " . L'hypnotiseur va juste orienter par des suggestions appropriées , la personne vers un état de détente musculaire , vers un état de catalepsie ou tout autre ...Mais cette personne n'est pas malade alors quid de l'hypnose thérapeutique ?

Hypnose et hypnotiseur :

L'hypnose vue par l'hypnotiseur . Voila , maintenant que la technique est plus ou moins acquise pour certains, je vais décrire les ressentis de l'hypnotiseur face à la personne hypnotisée .
Il existe un autre coté rarement décrit même subjectivement.
Imaginez une console de jeux vidéo , un écran et une manette . Derrière la manette sans fil l'hypnotiseur et dans l'écran le récepteur (la personne à hypnotiser) c'est pas loin de la relation ressentie par l'hypnotiseur .
Vous placez la personne en sommeil hypnotique (c'est la partie la plus difficile) puis vous la suggestionnez selon vos désirs , n'est ce pas fantastique ?
Vous pouvez passer du présent au passé dans la seconde et du passé au futur dans une autre et tout cela dans le respect et la confiance de la personne hypnotisée , bien entendu sans limite ou presque sinon celle de la morale et de sa volonté .
Une dépense d'énergie à chaque séance vous épuise mentalement , c'est pourquoi il est difficile d'enchaîner les séances .
La première expérience réussie , vous laisse une souvenir gravé a jamais , une émotion impérissable .

Hypnose et catalepsie :

Nul ne peut le faire , s'il n'est pas hypnotisé. Voilà le texte de la suggestion .
"Votre corps est raide , raide comme du bois , il est dur de plus en plus dur ,
vos bras se raidissent , vos jambes sont dures, votre corps est tendu,raide ,
dur comme du bois ..." Impossible de passer au travers lors d'un spectacle ,
c'est toujours demandé !

Hypnose et confiance en soi :

Avoir confiance en soi permet de faire de nombreuses choses. Affronter moulte
problèmes , maîtriser son vocabulaire dans toutes les circonstances , organiser
ses idées , parler fort et clair en public .....
En fait , beaucoup de timides souffrent du manque de confiance en eux . Que
peut apporter l'hypnose ici ?
L'inconscient est la partie enfouit en nous , celle qui gère , inaccessible en
direct .
Il faut absolument passer par l'état hypnotique pour y mettre des suggestions
.
J'ai fait cette petite vidéo (you tube « hypnose et confiance en soi par
Philleray)pour vous donner une idée concrète, a vous de tester !

Le texte : « vous écoutez le son de ma voix , toujours le son de ma voix , vous
êtes bien dans cet état merveilleusement bien dans cet état , vous avez
confiance en moi , vous écoutez toujours le son de ma voix , le son de ma voix
qui vous guide . Maintenant , je vous demande d'avoir confiance en vous et ce
de plus en plus , au fur et a mesure que les jours passent , la confiance en
vous grandit , rien ne peut vous arrêter ,vous êtes fort très fort , rien ne peut
vous arrêter vous réussissez tout ce que vous entreprenez , vous avez
confiance en vous de plus en plus et au fur et a mesure que les jours passent ,
vous vous sentez de plus en plus fort , très fort , rien ne peut vous arrêter ,
vous réussissez tout ce que vous entreprenez , vous avez une confiance
absolue en vous , vous êtes fort , très fort et maintenant vous allez vous
réveiller sans rien oublier de ce que je vous ai demandé . Je vais maintenant
vous réveiller , je vais compter jusqu'à trois et vous allez vous réveillez .....
(technique de réveil habituelle) ».

L'hypnose reste accessible à une grande majorité des gens mais rien ne
prédispose quelqu'un a en prendre conscience . Si vous êtes là , ce n'est pas
par hasard , vous avez déjà une approche positive sur l'hypnose .
Tout le monde peut devenir hypnotiseur ou presque , c'est juste une
technique a apprendre avec un savoir être ...

Hypnose et les psychos :

La psychanalyse permet d'explorer l'inconscient en l'évoquant d'une manière abstraite.

L'hypnose permet d'explorer aussi l'inconscient mais d'une autre manière .

Dans l'hypnose , on plonge la personne directement dans l'inconscient , elle vit les événements en direct. Les images sont si réelles pour elle qu'elle y associe même les émotions et parfaitement manipulables aussi …..alors attention .

L'hypnose de spectacle n'entre pas dans le champs psychologique ,reste sur le plan de la détente , du rire , l'objectif est de faire le show et n'a aucune autre ambition.

Le pouvoir de la suggestion :

La suggestion verbale et mentale permet d'induire un état hypnotique pratiquement chez tout le monde . Mais comment peut on s'en rendre compte ?

Pour comprendre , il faut voir ce que produit la suggestion chez la personne pathologique car elle va grossir énormément les possibilités et montrer par la même le pouvoir de la suggestion .

Les hystériques manifestent deux sortes de phénomènes , un premier normal et un autre aboutissant non seulement à des changements dans le cerveau mais aussi dans tout l'organisme .

L'hystérique peut imiter bon nombre de maladies avec tous les symptômes et seulement les symptômes . Aux examens radios , tdm , irm ….rien de
de flagrant .

Concrètement , la personne ne peut pas avaler , mais dans l'œsophage , pas de tumeur ; c'est juste un spasme provoqué par la suggestion .

Cela montre combien le cerveau est puissant et peut engendrer bien des problèmes mais en résoudre certains , aussi .

Hypnose et relaxation :

Une bonne relaxation est nécessaire pour y placer les suggestions .

Elles peuvent être formulées par l'hypnotiseur mais aussi par vous même . Les auto-suggestions vont permettre d'inscrire durablement dans l'inconscient vos désirs les plus profonds .

Ces suggestions vont flotter à travers votre esprit (sans jugement et analyse de votre part) et l'imprégnation sera plus forte et durable .

Hypnose et stress :

 Le système nerveux est très complexe et pas totalement compris de nos jours. La vie moderne nous donne quantité de tensions nerveuses qui ne disparaissent pas aussi facilement qu'on le voudrait ….
Certaines réapparaissent a bas bruit sans que l'on puisse rien y faire c'est ça le stress pour moi. Peu d'entre nous peuvent se dire a l'abri du stress et c'est bien normal , il faut être fort voire très fort pour cela et c'est fort rare .
Beaucoup de symptômes psychosomatiques découlent du stress , ce qui confirme son existence .
Alors que peut faire l'hypnose?
L'inconscient va gérer cela et faire taire toutes ces tensions . A partir de suggestions constructives et bien adaptées a chacun , le niveau général de stress d'un individu peut diminuer fortement .

Hypnose et illusion :

Nous ne voyons pas toujours ce que nos yeux perçoivent.
J'ai fait cette petite vidéo (you tube hypnose et illusion optique par Philleray) pour vous le démontrer par l'image et vous verrez le carré rouge va disparaître ….. bizarre !!!
Mais , si on regarde image par image , il n'a jamais disparu .
C'est une illusion optique , ce procédé est très utilisé dans la pub …
Pourquoi mettre cette vidéo là ?
L'image que le sujet hypnotisé voit n'est pas venue de ses yeux mais construite dans son cerveau grâce à sa mémoire , c'est la différence essentielle par rapport à l'illusion …

Hypnose et fonctionnement cérébral :

L'hypnose est basée sur la suggestion verbale et mentale .Pour répondre a votre question , Chantal " Quel est le mode d'action sur le cerveau ? "
Je vais succinctement vous rappeler en quoi consiste le fonctionnement cérébral …(très succinctement).
Des séries d'impulsions nerveuses , ondes électriques produites activement par le dynamisme chimique du protoplasma neuronique soumis a une excitation , circulent dans une architecture organisée ou les connections inter neuroniques ne sont pas faites au hasard , mais dans un but fonctionnel .
La suggestion va laisser derrière elle des modifications d'excitabilité qui ouvrent et ferment la voie aux impulsions suivantes et notamment celles qui ont été retardées dans les voies dérivées (mémoire).
En ciblant certaines zones a activer via l'état hypnotique , de nombreux souvenirs remontent a la surface , voila pourquoi la mémoire est extraordinaire sous sommeil hypnotique …

Hypnose et physiologie :

Le sommeil hypnotique est lié à la disparition de la conscience c'est essentiel sinon rien se passe ….Si on regarde , les lois de la physiologie cérébrale (l'activation entraîne l'inhibition).

La concentration , cette force qui vous rend indifférent a tout , cette concentration de la pensée au moyen du regard est infaillible , elle va déclencher une inhibition conditionnée chez la personne a hypnotiser .

Hypnose et raison :

Un cerveau affaibli par les suggestions est désarmé devant les attaques de l'inconscient . Notre raison n'est pas toute puissante , elle peut être perturbée par les médicaments mais aussi par les suggestions . Quand nous sommes soumis à la peur ou à l'instinct sexuel nous ne savons plus ce que nous faisons … Le cerveau se trouve affaibli par cette perturbation et cela nuit à la raison .

Hypnose et différentes écoles :

Hypnose et pas hypnose , partout , on voit : " maigrir grâce a l'hypnose , arrêter de fumer etc "… c'est a la mode.

Mais c'est quoi l'hypnose ? Pour tout le monde,c'est un état de conscience modifié, c'est accéder par une porte a l'inconscient en affaiblissant la conscience . C'est juste de l'autosuggestion , rien d'autre ….

C'est ainsi , a mon avis , que d'autres écoles sont arrivées , éricksonienne etc …

Pour eux l'hypnose est pratiquée avec la personne par opposition a l'hypnose traditionnelle qui est pratiquée sur la personne , ce qui est vrai et faux car point d'hypnose possible sans le consentement de la personne " Dormez , je le veux ! ".

Hypnose et dépendance :

Pour répondre à votre question Gaëlle , la cigarette , le cannabis agissent de la même façon . C'est toxique , plus on fume plus on augmente les récepteurs à la nicotine qui eux augmentent la dopamine et par conséquence la dépendance , c'est un cercle vicieux . Bon courage et n'oubliez pas , quand il n'y a plus d'espoir , c'est là qu'il ne faut pas perdre espoir .

Hypnose et désir :

L'augmentation de l'activation cérébrale consciente ou inconsciente a un tel point que la conscience est incapable de s'y opposer va permettre la création d'un état de détente .
Dans le cas du désir qui s'effrite dans un couple avec les années , il est possible de contrer ce phénomène grâce aux suggestions appropriées .
Le texte : " souvenez vous du premier instant qui vous a plu chez lui ou elle , voyez le détail sur son visage , sur son corps et imprégniez vous de tous ces détails , souvenez vous et revivez tous ces moments là . Maintenant vous n'oublierez plus ces merveilleux moments , vous y penserez à chaque fois que vous le ou la reverrez et le désir ira en grandissant de plus en plus et plus vous y penserez plus le désir grandira " ...

Hypnose et auto suggestion :

Malgré son apparente simplicité , la relaxation amenée par la vidéo requiert quand meme un apprentissage.
La relaxation est accessible a tous avec un peu de patience ...
Voila une vidéo (you tube Hypnose relaxation 2 par Philleray) qui va amener une relaxation , une détente ...
Alors prenez un fauteuil confortable , tamiser la lumière et laisser vous guider , bonne relaxation !

Hypnose et réflexion :

Pour suggérer , il faut stopper la réflexion . En parlant rapidement , la suggestion peut survenir et éviter la réflexion mais une autre manière est très utilisée de nos jours ... Elle peut aussi arriver si l'idée soutenue est maintenue assez longtemps dans l'esprit pour que la réflexion n'arrive pas et donc pas de conclusion .

Hypnose et pithiatisme :

Si on a vu que les troubles somatiques peuvent être provoqués par la suggestion, ils peuvent aussi être stoppés par elle .
Quand on rêve , on est toujours surpris par ce que le moi accepte pour vrai .
De même chez la personne hypnotisée , moulte choses peuvent lui être demandées sans aucune résistance , elle obéit comme dans son rêve ....

Hypnose et le moi

La suggestion hypnotique confisque le moi au profit d'un illusoire et incapable moi du rêve qui ne peut juger ; c'est pourquoi le sujet peut faire et dire quantité de choses qui ne ferait pas à l'état de veille . Il existe une liaison étroite mais bien réelle entre l'attention que va porter la personne à l'hypnotiseur et le sommeil qui va la gagner . Plus on capte vite l'attention et plus il est facile de suggestionner voire post -suggestionner .

Hypnose et l'inconscient :

Pour pouvoir hypnotiser quelqu'un il est impératif d'avoir sa coopération. Cela dans le but d'abaisser ses défenses .Mais s'adresser à son inconscient parait si facile et pourquoi pas le faire pour s'autosuggestionner ?
Faites l'expérience et vous verrez que quelque chose vient bloquer cette procédure et rien ne se passe comme prévu ....
En effet , un élément de notre structure mentale vient s'opposer à notre volonté et l'empêche d'accéder à l'inconscient .
J'en veux pour preuve , par exemple cette personne qui a décidé de faire un régime et vraiment elle le fait sérieusement et pourtant à la première tentation elle craque ...
Comment accéder à l'inconscient ?
Ce blocage est du "*au mauvais code d'accès*" à la porte de l'inconscient.
Pour résumer , il faut dans un premier temps relaxer , détente au maximum et seulement après cette phase commencer les suggestions car ce "groom " doit être apprivoisé , sinon pas sommeil hypnotique .

Hypnose et l'écriture automatique :

Pasteur disait :" Il y a deux hommes en nous ...."
Imposer une attitude à la main , lui faire tracer certains mots pour la faire entrer en action et elle va écrire automatiquement .
L'hypnose, ici va traduire sous cette forme les pensées inconscientes de la personne.

Hypnose directe :

En l'espace d'une seconde la personne part en veille hypnotique comme par magie .

Mais non , cela n'est pas magique c'est juste une suggestion post-hypnotique. L'hypnotiseur en coulisse l'a post – suggestionné , au claquement doigts , elle doit replonger en sommeil profond , instantanément .
Ce qui parait passer pour de la magie aux yeux des non initiés reste néanmoins une performance ...

Hypnose et les mystères du système nerveux :

L'hypnotisme est un agent perturbateur à un haut degré du système nerveux . L'anesthésie engendrée par l'hypnose facilite l'apport des souvenirs et lève les résistances du sujet hypnotisé .
 Dans de telles conditions , la personne va révéler ses désordres psychiques , le refoulement .... C'est cette prise de conscience qui va entraîner la guérison . Voila un exemple pour illustrer , telle jeune fille prise d'un dégoût pour la nourriture insurmontable (anorexie) avec troubles endocriniens mais se disant très heureuse comme cela parmi les siens et l'empêchant de se marier . Sous hypnose elle se révèle profondément différente , elle est une enfant martyre incomprise qui ne veut pas se marier , désirant rester toute petite et protégée .

La maladie lui permettait de rester dans cet état infantile avec tous ces bénéfices secondaires .
Après l'avoir convaincu que la maladie tenait de cette origine , elle a pu guérir .

Les suggestions et autosuggestions :

Notre inconscient nous impulse des conduites souvent sous l'influence d'un tiers mais aussi de lui même. L'autosuggestion est l'œuvre de notre imagination , c'est la méthode Coué . Pour nous libérer des idées obsédantes , il faut nous distraire en nous orientant vers autre chose :
 " Croire que c'est arrivé , c'est le succès de l'auto suggestion . "

L'hypnose , pourquoi ?

Pourquoi pas ! l'hypnose va trouver un écho forcément favorable chez vous et vous savez dans quel domaine ...
Il n'est pas dangereux d'utiliser cette technique , elle existe depuis des siècles et personne n'a eu a s'en plaindre.
Pas de coma dans cette affaire là , pas secte , pas d'argent c'est gratuit et pourtant les résultats obtenus vous étonneront ....

L'état hypnotique engendré par cette méthode reste a la portée de pratiquement tout le monde .

Bien sur , il est nécessaire de travailler beaucoup la concentration et les suggestions mais le plus important est le but final , le sommeil hypnotique .

C'est lors de cette étape que commence vraiment l'efficience des suggestions. Hypnose n'est que suggestion ...ou presque !

Hypnose et pratique :

Depuis Braid en 1841 l'hypnotisme est un phénomène particulier et bien réel. Alors il existe moulte techniques d'inductions et bien souvent la fixation d'un objet brillant provoque une stimulation de la rétine ce qui engendre le sommeil hypnotique par une action sur le système nerveux.

importe l'objet utilisé pourvu qu'il brille ....

le au dessus de ses yeux assez longtemps et suggestionner en même temps vers une relaxation totale , ce sommeil peut être produit a volonté ...

Hypnose et état cataleptique :

Il s'obtient après la phase léthargique et est difficilement imitable . Si vous voyez quelques tremblements chez un sujet en catalepsie alors vous êtes en présence d'un simulateur . J'ai vu quelques vidéos ou la respiration du sujet était thoracique ce qui est impossible donc bidon . Cet épuisement musculaire est traduit par ces petites contractures et dans le cas d'une catalepsie hypnotique , pas de tremblements , tout est tendu , dur comme du bois , la respiration est abdominale et régulière ...

Voila un phénomène particulier très intéressant et spectaculaire .

Hypnose et zones hypnogènes :

Je rappelle que c'est par l'imagination que l'on met en état hypnotique , c'est par l'idée du sommeil que l'on endort . Cependant certaines parties du corps sont plus ou moins sensibles au toucher selon les individus et provoquent le sommeil hypnotique .

On peut les résumer en deux groupes les superficielles et les profondes. Ce sont les articulations , le front , les racines des pouces et le sommet du crane .

L'association de l'insinuation et de la stimulation physique va raccourcir le temps pour provoquer le sommeil profond .

Hypnose et sommeil hypnotique :

Le sommeil ordinaire est proche du sommeil hypnotique .
Si nous voulons dormir , on ferme ses sens , on se replie sur nous même , on reste sans bouger et finalement on dort .
Dans la phase hypnotique , c'est guère différent , nous immobilisons l'attention du sujet sur une idée fixe , l'idée de dormir ....
Le sujet va se concentrer sur cette seule idée de dormir et va abandonner toutes les sensations nerveuses moteurs , sensitives et sensoriels pour dormir profondément .

Hypnose et suggestion du sommeil :

Le sommeil naît directement d'une suggestion consciente ou non . Déjà au siècle dernier les femmes bretonnes endormaient leurs bébés en accrochant une boule brillante au dessus du berceau ...
une fatigue visuelle va débuter l'endormissement . Si vous immobiliser la pensée du sujet sur l'idée qu'il va dormir , il va en sentir peu a peu les premiers symptômes , lourdeur des paupières , ses yeux vont se fermés et le sommeil va arriver .
allez développer une fatigue visuelle avec engourdissement des paupières ce qui va l'inviter à dormir naturellement ....

Hypnose pour maigrir :

Hypnose pour maigrir Pascal a dit:" L'homme n'est qu'un roseau , le plus faible de la nature , mais un roseau pensant ".
Grossir, grossir , ce mal de notre époque nous ronge des pieds a la tête sans oublier les hanches (pour les hommes) et la culotte de cheval (pour les femmes) .
Les cellules adipeuses sont en nombre prédéfinies dès notre naissance , avant l'age de 5 ans. Elles se multiplient selon les quantités de nourriture que l'on nous donne mais si on a la chance de ne pas avoir été obèse avant cet age alors on peut sans doute maigrir à l'age adulte car ces cellules adipeuses ne demandent qu'a grossir mais ne se multiplient plus , reste juste à les faire maigrir à l'age adulte .
Là , c'est un autre problème , plus facile a dire qu' a faire . Même , si on sait tous qu'il faut réduire les apports et augmenter l'exercice physique , brûler ces calories englouties , c'est un chantier qu'on redoute tous ...
Alors que peut apporter l'hypnose ?
Et bien , s'il est difficile de prendre cette décision en toute conscience , il est plus aisé de la prendre sous sommeil hypnotique car l'hypnotiseur va s'adresser directement a l'inconscient.
Les suggestions vont se diriger sur le pourquoi et pas seulement le comment ...Le texte : " vous écoutez toujours le son de ma voix et seulement le son de ma voix , le son de ma voix qui vous guide , vous êtes bien dans cet état ,

merveilleusement bien et maintenant, je vous demande de ne plus calmer votre stress par la nourriture car cette réponse est inadaptée , vous n'avez pas faim , votre stress est réduit seulement par la relaxation et non par la nourriture , vous écoutez toujours le son de ma voix et seulement le son de ma voix , vous avez confiance en moi, vous êtes bien dans cet état , merveilleusement bien , dans quelques instants , je vais vous réveiller et vous n'oublierez pas ce que je vous ai dit ....." puis réveillez la personne selon la technique du réveil .

Hypnose et suggestions :

Tout est dans la suggestion , c'est à dire dans l'influence provoquée par une idée suggérée et acceptée par le cerveau.
Pas besoin forcément d'endormir la personne au second degré , des résultats s'observent dès le premier degré .
Dans cet état , le sujet entend , est présent , sa conscience est là cependant il obéit aux suggestions qui lui sont faites malgré lui .
Elles s'y déposent dans son cerveau tout naturellement et il ne peut pas s'y opposer .

Hypnose et séance :

Comment mener une séance d'hypnose ?
Mettez vous dans un endroit calme avec une lumière tamisée , le sujet se tient debout face a vous .
Commencez par lui expliquer ce que vous allez faire et ce que vous attendez de lui .
Demandez lui de se concentrer sur vos yeux et le son de votre voix puis de fixer votre index maintenu au dessus de ses yeux de manière à ce qu'il louche un peu , cela pour induire les phénomènes hypnotiques . Lorsque vous observerez une déglutition , demandez lui de fermer les yeux .
Appuyer avec votre pouce et votre index sur ses globes oculaires , maintenez cette légère pression durant trente secondes , toujours en suggestionnant de se concentrer sur la pression de vos doigts sur ses paupières , cela va aussi participer a l'induction hypnotique .
Annoncez , ensuite que ses paupières deviennent lourdes , très lourdes etc ... (voir les premiers billets)
Mais , n'oubliez pas de bien relaxer la personne avant de l'endormir en sommeil profond . (second degré)

Hypnose et technique :

Une autre technique plus rapide basée sur la fixité du regard . Demandez au sujet de fixer son nez durant une minute puis d'un geste rapide fermez lui les yeux avec votre pouce et votre index puis suggestionnez le vers une relaxation totale

Hypnose et suggestions vocales :

S'il suffisait de fatiguer les yeux pour provoquer le sommeil hypnotique alors bon nombre d'internautes dormiraient en permanence , s'il suffisait de provoquer un strabisme volontaire et d'un coup les phénomènes hypnotiques apparaissent , ce serai bien trop facile et ça se saurai !

Non ce n'est hélas pas aussi simple .Il faut autre chose , une fixité de l'attention sur une idée et ce durant une dizaine de minutes pour enfin entrevoir les premiers signes d'un début d'endormissement (second degré) . Faites une pause durant cette phase et vous êtes sur que la personne se réveillera , la voix est volontairement monotone , les mots s'enchaînent rapidement , ne laissant aucun blanc et ce pour provoquer l'endormissement hypnotique .

Hypnose et symptômes physiques :

Beaucoup de symptômes physiques proviennent de l'inconscient . Alors s'il est possible de faire apparaître à la conscience ces fameuses idées noires , il est sur que le sujet guérit .
Comment l'hypnose ici peut apporter une solution ?
Le sujet somatise ses problèmes psychologiques et les traduit d'une manière physique avec des plaques rouges sur la peau , des boutons et bien d'autres manifestations...
C'est évidemment une fuite inconsciente dans la maladie corporelle grâce à laquelle , la personne se délivre de son angoissant problème . Aussi , les suggestions vont porter vers l'entrée de ces idées noires dans le champ de la conscience et il est sur que la "boule" dans la gorge va disparaître aussitôt ...

Hypnose et la force de la suggestion :

Nul ne peut comprendre mieux les phénomènes mystérieux de l'hypnose que celui qui a été victime de dépression nerveuse . Il a des ressources intérieures qu'il ne soupçonnait pas et pourtant il a fait face , seul .

Maintenant , il est armé pour toujours ....

Nous retrouvons les mêmes phénomènes dans l'hypnose . Les suggestions vont se déposer dans le cerveau et faire leur travail tranquillement , doucement , jour après jour ....   La personne va devenir non plus spectateur de ses rêves mais bien acteur .

Tous ces sens , l'ouïe , l'odorat , le toucher , le goût et la vue vont être activés.   C'est pourquoi l'hypnotisé va pouvoir toucher des fleurs imaginaires , les sentir les couper et même en faire un bouquet , très réaliste pour lui et parfaitement invisible pour nous .

C'est là que réside toute la force de la suggestion .

Hypnose et magnétisme :

Il est sur que le magnétisme est produit par la suggestion .

La suggestion par la parole va réaliser l'hypnose .

comment la suggestion et le magnétisme peuvent – ils se combiner pour objectiver des résultats ?

nous prenons l'exemple de la personne souffrant de son bras , les suggestions vont aller dans ce sens : la douleur disparait , tu n'as plus mal du tout , tu peux remuer ton bras , sans aucune douleur et quand tu seras réveillé , tu ne sentiras plus la douleur , elle ne reviendra plus .

accentuer la force de la suggestion , il faut toucher son bras et lui dire que la chaleur qu'il ressent va s'intensifier de plus en plus et plus je parle et plus elle augmente en degré , plus la chaleur est ressentie et plus la douleur disparait : la chaleur augmente et tu n'as plus mal ...

 le magnétisme additionné à l'état hypnotique participe à la disparition de la douleur .

Hypnose et sa conception théorique :

Braid a démontré depuis le siècle dernier qu'il fallait engager le sujet à fixer avec attention un objet brillant et avec immobilité complète pour obtenir sous une dizaine de minutes le sommeil hypnotique .

Trois grandes phases et six degrés composent ce sommeil , la léthargie , la catalepsie et le somnambulisme .

Ces degrés vont permettre arbitrairement de désigner les différentes phases d'endormissement avec souvenir dans la léthargie et plus souvenir dans le somnambulisme lors d'une séance .

La fixation d'un objet brillant avec fatigue des releveurs de la paupière supérieure et la concentration de l'attention sur une idée unique détermine le sommeil hypnotique en théorie.

Le sujet s'autohypnotise , s'y plonge par sa propre tension d'esprit .

Alors en pratique , comment amène t-on l'induction?

Un bruit fort , la pression sur les globes oculaires ou sur le vertex et la fixation du regard vont suffire bien souvent .

voila un exemple pratique :

Positionnez vous devant le sujet assis sur un fauteuil puis regardez le fixement avec ce regard hypnotique et commencez les suggestions .

" Regardez moi bien et ne songez qu'à dormir , vous allez sentir une lourdeur dans vos paupières , une fatigue dans vos yeux ,ils clignotent , ils vont se mouiller, la vue devient trouble , ils se ferment . Je vais placer mon pouce et mon index devant vos yeux , vous allez les fixer .Vos paupières se ferment , vous ne pouvez plus les ouvrir , vous éprouvez une lourdeur dans les bras , dans les jambes , vous ne sentez plus rien , vos mains restent immobiles , vous ne voyez plus rien , le sommeil vient , DORMEZ ! (ton autoritaire) Vos paupières sont collées , cadencées , en plomb , vous ne pouvez plus les ouvrir , le besoin de dormir devient de plus en plus profond , vous ne pouvez plus résister , DORMEZ ! ...."

Le sujet va commencer a déglutir puis dormir de plus en plus profondément et va entrer dans la phase léthargique puis si vous continuez , dans la catalepsie pour enfin sombrer dans la phase somnambulique .

L'hypnose est sans danger et nous sommes tous sous hypnose plusieurs fois par jour sans nous en rendre compte .

Hypnose et clairvoyance :

Si le sommeil hypnotique nous plonge dans l' inconscient pour y découvrir des souvenirs bien enfouis en nous et les faire remonter à la conscience pour les examiner , rien d'extraordinaire là . Ce sont toujours des images de notre cerveau , rien de plus .

Alors est il possible de voir sans les yeux ?

Cela parait irrationnel , mais pas déraisonnable d'après Braid au siècle dernier . Lui prétendait qu'une personne sous hypnose pouvait voir les yeux fermés . Pour le démontrer , il a demandé durant une séance d'hypnose à une personne de voir si quelqu'un arrive dans la rue , de le décrire . Chose surprenante , elle décrit une femme ... les témoins se penchent à la fenêtre et ne voient rien ! Et , subitement cette femme arrive comme dans la description ! Puis il lui demande de toucher des clés et de lui dire a qui elles appartiennent .   Même chose , elle donne la description exacte du propriétaire des clés . La clairvoyance dans l'hypnose reste encore inexplorée , voila un domaine moins spectaculaire mais très intriguant...

Hypnose et méditation :

Pour répondre à la question de Daniel , existe il des ficelles pour hypnotiser quelqu'un ?

Oui , concentrer votre réflexion dans une méditation intense et cela pour dépasser l'état d'indifférence à tout , insensible comme dans un rêve voila une très bonne technique pour augmenter votre concentration .

Plus vous serez concentrés plus forte sera la suggestion et plus facile sera l'induction hypnotique .

Il ne s'agit pas de réciter un texte vide sans aucune âme mais de le faire vivre comme un comédien va jouer son personnage , l'hypnotiseur va le vivre et les gens qui m'ont vu en pratique savent combien la transe est intense …

Hypnose et conscience :

Il faut juste évoquer l'idée du sommeil par l'imagination pour déclencher tout un conditionnement sans stimulation externe .

Nul besoin de passes magnétiques ou autres procédés pour obtenir l'état hypnotique , c'est du folklore ….

Tout se passe dans l'écorce cérébrale , c'est juste une activation intense .Et donc, inversement on peut de la même façon la stopper à volonté en l'inhibant.

On voit là que les possibilités de l'imagination sont incommensurables.

Processus pour obtenir l'hypnotisme :

Comment obtenir l'hypnotisme et dans quel but?

Nous pouvons améliorer les conditions physiques , intellectuelles et morales grâce à l'hypnose .

Voila un exemple dans le domaine physique , chez un jeune fille de 50 kg qui souleva un poids de 25 kg d'un bras sous hypnose .

Après l'avoir réveillée elle n'a pas pu le faire .

Alors , je vais aborder la forme pour laisser le fond de coté.

Les processus pour obtenir l'hypnotisme se résument assez facilement en trois points.

Évacuer dans un premier temps les peurs liées à l'abandon de la conscience .

Puis mettre en confiance la personne dans un endroit calme et peu éclairé.

Demandez lui de vous regardez dans les yeux et commencez les suggestions vers la relaxation …(reprendre les premiers billets).

Test de réceptivité :

Comment savoir si le sujet va être sensible à la suggestion hypnotique ?

Il est inutile de s'entêter a hypnotiser quelqu'un s'il n'est absolument pas réceptif à ce sommeil nerveux .

Alors , bien sur il existe moulte techniques pour le savoir , moi je vous en donne une , elle marche bien .

Présentez vous debout devant le sujet . Annoncez lui ce que vous allez faire .
" Regardez moi fixement , dans quelques instants je vais me positionner derrière vous et je vais compter jusqu'à 3 et à 3   vous serez irrésistiblement attirés en arrière . Il n'y a pas de danger je serai la pour vous retenir ."
Voyez si le sujet chute en arrière franchement , il est réceptif sinon nul besoin de s'entêter il est réfractaire .

Hypnose et croyance immédiate :

Il existe des suggestions inconscientes comme le bâillement ou le regard dans une direction mais aussi des suggestions conscientes utilisées plutôt en thérapeutique ou en éducatif . La suggestion est une impulsion qui au lieu de rester au stade "pensée " passe à la réalisation immédiatement et complètement sans aucune réflexion sinon cette croyance ne se ferai pas .
Tout l'intérêt de l'induction hypnotique est de maintenir la personne dans un état de croyance immédiate, non réfléchie , un stade psychologique inférieur proche de l'ignorance , un peu comme dans la pensée "magique"de l'enfant .
Dans cet état les suggestions verbales et mentales deviennent puissantes , plus puissantes que la croyance réfléchie et donc l'emporte ...

Les mécanismes de la suggestion :

La suggestion se décompose en deux éléments , l'acceptation de l'idée et son accomplissement.
Dans l'état de conscience normale , l'idée suggestionnée va être tamisée par le contrôle intellectuel mais dans l'état de conscience diminuée , plus de contrôle intellectuel , l'idée sera admise directement et activement réalisée .
C'est un fait accompli et enregistré qui surprend même l'hypnotisé lorsqu'il constate la réalité du phénomène .
Néanmoins je voudrai insister sur un point .
Pas suggestion possible si vous n'avez pas créé avec la personne une relation appropriée .

Hypnose et la foule :

Une fois formée , elle devient psychophysiologique , seul quelques uns sont excités mais gardent leur maîtrise . La majorité est inhibée , la raison de chacun disparaît avec la conscience , tous deviennent semblables à l'hypnotisé .

Plus de réflexion , la peur , la colère , l'enthousiasme prennent le dessus.
Ils deviennent irresponsables et puissants . Si vous ajouter à cela , une
musique forte , une sous alimentation et de l'alcool , vous créer une véritable
hypnose .

L'art de la suggestion :

Tout l'art de la suggestion est de faire accepter par la conscience de la
personne , cette suggestion sans jugement , ni interprétation de sa part , plus
de raisonnement c'est exactement cet état qu'il faut obtenir pour hypnotiser
quelqu'un .
Parler rapidement , ne laisser aucun blanc , le ton volontairement monocorde ,
les idées vont s'enchaîner naturellement sans arrêt et petit à petit les premiers
phénomènes hypnotiques vont apparaître.

Hypnose et l'échec :

Les échecs dans l'hypnotisation ...
Steevens se demande comment faire une hypnotisation avec succès ?
C'est normal au début d'avoir des échecs , ne vous découragez pas .
Vous avez deux choix , soit vous avez des personnes réfractaires sinon c'est la
concentration qui n'est pas au maximum .
Pensez à commencer sur un jeune fille ado et avec des yeux clairs et des
cheveux blonds.
Pour votre concentration , ne commencez que lorsque vous avez ce regard
hypnotique parfaitement stable sans ciller des yeux . Le plus important dans
l'induction c'est d'impressionner la personne d'un coup .
Hypnose pour oublier :

Oublier quelqu'un avec l'hypnose

Isolez vous du monde extérieur , laissez vous guider par le son de ma voix.
Concentrez vous sur cette image , dirigez toute votre attention vers l'intérieur
avec détachement , prenez conscience de la pesanteur de votre corps , fermez
les yeux et écoutez le son de ma voix .

Le texte :
" Vous allez tendre votre bras droit paume vers le haut , pensez à la personne
que vous voulez oublier , mettez la mentalement dans votre main.
Fermez votre poing , serrez fort très fort .
Je vais compter jusqu'à trois et vous allez ouvrir votre poing , cette personne
aura complètement disparue de votre esprit à trois .
1. votre poing est serré
2. il s'entrouvre doucement
3. il est complètement ouvert vers le ciel

Voila la personne est partie , vous y penserez de moins en moins au fur et à mesure que les jours passeront ...

Actions de la suggestion :

Comment travaille la suggestion ?
Depuis le Marquis de Puységur qui a découvert l'état hypnotique seul l'abbé Faria bien avant Braid compris la nature cérébrale de ce phénomène.
L'excitation concentrée d'un point ou d'une région déterminée de l'écorce cérébrale , suscitée par la parole , par une émotion ou en association , devenue si forte , dominante , irrésistible qu'elle se transforme en un mouvement ou une action sans que la personne ne puisse la contrôler .
Voila pourquoi , le ton doit être autoritaire , seul moyen d'isoler la parole de toutes autres excitations cérébrales .
Hypnose et œil mental :

Les mécanismes de l'hypnose existent grâce à la modification du fonctionnement psychique. Il existe une variation de la suggestibilité selon les personnes cependant si elles sont naturellement crédules , cela sera plus facile .

Comme nous l'avons vu les suggestions s'adressent à l'inconscient . Mais c'est quoi l'inconscient ?
Un moyen pour le savoir est l'étude du sujet post suggestionné . Pendant l'hypnose , une post suggestion (suggestion qui sera réalisée après le réveil) est demandée .
Que se passe t il ?   La personne exécute l'action tout naturellement à son réveil .
La preuve est faite , un état intermédiaire proche de la conscience est mis à jour .
Pour l'induction rapide , en vue d'une hypnotisation , demander à la personne de fixer un point précis durant 3 minutes , d'y penser mentalement , de faire le vide autour d'elle .
Cette image mentale de ce point est l'œil mental .

Hypnose et régressions hypnotiques :

Pour des esprits rationnels , c'est impossible , l'hypnose va endormir la personne mais en aucun cas fouiller son inconscient . Si vous acceptez que nos cellules possèdent un code génétique avec toute l'ancienneté de nos maladies alors vous ne pouvez pas refuser à notre inconscient les mêmes caractéristiques .
Bien des maux ne relèvent pas de notre vie actuelle mais bien des vies antérieures qu'il faut aller chercher pour y trouver l'origine et ainsi s'en débarrasser .

La régression dans le temps sous hypnose va permettre de libérer définitivement la personne de ces phobies , comportements insolites ...afin d'y arriver , il faut passer à un état antérieur puis à un autre , successivement remonter le cours de leur vie présente jusqu'aux extrêmes origines .
Pas facile pour le commun des mortels d'admettre la possibilité d'une pluralité de vies de l'entité humaine .

Hypnose et l'abbé Faria :

La période d'excitation avec conservation de la conscience et une accélération du pouls signent souvent sans que la personne en ait vraiment conscience une vrai entrée en état d'hypnose .
D'après l'abbé Faria , il suffit de placer le sujet dans un fauteuil de lui demander de fermer les yeux et de se recueillir . Puis d'une voix forte et impérieuse dire " DORMEZ " cela marche quelques fois .
Néanmoins il faut observer ces quatre règles :
La concentration du regard est essentiel avec la fixité de l'attention . Le corps doit être à l'état de repos absolu et l'esprit libre de toute autre préoccupation .
Aucun résultat ne peut être obtenu sans avoir recours à l'esprit du sujet et par conséquent en aucun cas à son insu ou presque .

Hypnose et conviction :

Lorsque la personne est endormie , elle est attentive à toutes hésitations de l'hypnotiseur . Une indécision et tout est perdu , la personne sort instantanément de son état . Du moment que vous pensez ne pas réussir , vous ne réussirez pas .
Une chose est sur , vous devez vouloir qu'une chose et cela avec les forces de toute votre âme , l'endormir .
Votre esprit doit être tendu vers ce but et seulement cela .
Condition siné qua non pour endormir quelqu'un.

L'hypnose et la foi :

La suggestion est vieille comme le monde .
Nul ne peut être hypnotisé s'il n'a pas l'idée qu'il va l'être .
Cependant pour introduire l'idée du sommeil dans son cerveau , il faut impérativement augmenter sa crédulité .
La foi permet d'obtenir cette crédulité .

Les guérisons miraculeuses ne sont pas toujours des inventions . Ce sont des guérisons par suggestions .

Néanmoins , tout le monde n'a pas la foi , il reste l'hypnotisme pour augmenter cette crédulité.

L'idée doit être introduite dans son cerveau et acceptée sans raisonnement,sans contrôle . La suggestion s'impose à l'imagination .

Pour transformer l'idée reçue en acte , il faut savoir manier la suggestion , l'adapter au sujet et surtout savoir reconnaître les signes psychologiques et physiques de l'entrée en hypnose .

Hypnose et conseils :

Endormir une personne grâce à l'hypnose n'est pas un demi-sommeil mais une hypnose profonde , très profonde qui ne laisse aucun souvenir au réveil.

Je vois souvent des "hypnoses " ou les personnes sont présentes , participent à la séance et répondent aux questions ...surprenant !

Pour moi , ce n'est pas de l'hypnose mais quelque chose qui s'approche plus de la méthode Coué .

Est – ce un savoir ou un pouvoir l'hypnose ?

C'est un don , donner des pinceaux a votre voisin , vous n'aurez pas un tableau de Léonard !

La technique ne suffit pas , vous pouvez vérifier par vous même si c'est de l'hypnose ou pas en cherchant ces quelques signes .

Une dilatation de la pupille avec des oscillations de la paupière , une fixité absolu de l'œil , un léger ronflement , un visage qui devient rouge , un pouls ralenti annoncent l'invasion du sommeil .

Une grande variabilité existe dans la production des phénomènes hypnotiques , cependant ces signes sont présents .

Hypnose et présence :

La différence entre le sommeil normal et l'hypnose réside dans une partie du cerveau qui va rester éveillée pour tout ce qui concerne l'hypnotiseur.

Essayer de parler à une personne endormie , vous n'arriverez qu'à une seule chose la réveiller .

L'hypnotiseur va lui parler grâce a ce point éveillé qu'il a construit et va maintenir une activité vigile spéciale .

Cette porte d'entrée va lui permettre de la suggestionner en s'adressant directement à son inconscient .

Voilà pourquoi , la personne hypnotisée est seulement présente avec l'expérimentateur et complètement absente avec les spectateurs.

Hypnose et hallucination :

Dans toute suggestion , il existe un germe hallucinatoire qui se présente à l'esprit et ne demande qu'à pousser .
Voila un exemple pour illustrer .
Regarder le sol lorsque vous êtes en haut d'une tour et vous aurez l'impression de tomber l'espace d'une seconde .
Ce sentiment de crainte est vite effacé par notre raison qui nous rassure .
Mais durant cette seconde , notre regard plonge d'un coup vers le sol et nous nous voyons nous écraser .
Cette seule image nous glace le sang , instinctivement nous nous rejetons en arrière .
C'est bien la preuve que seule l'image était devenue croyance l'espace de cet instant .
L'idée suggérée règne seule sur la conscience .

Hypnose et télévision :

Soirée d'hypnose sur Direct 8 .
L'émission d'hypnose d'hier soir n'apporte rien de sensationnellement nouveau .
Il existe toujours cette gué-guerre entre l'hypnose de spectacle et thérapeutique .
Ne pourrait on pas dépasser cela et aller sur les fantastiques pouvoirs de la suggestion ?
Qu'elle soit thérapeutique ou divertissante , peu importe , on s'en fiche !
Après tout , il s'agit d'apprivoiser l'énergie mentale que nous avons en nous pour atteindre le bien-être et rien de plus .

Hypnose et objet brillant :

La suggestion est la clé de tous les phénomènes hypnotiques .
Cependant , nous pouvons endormir une personne sans le lui dire .
Prenez un objet brillant , placez le devant ses yeux et demandez lui de le fixer fortement .
La fatigue des paupières qui en résulte va produire l'occlusion des yeux .
L'idée du sommeil va survenir naturellement et va suffire chez certains à les endormir .

Hypnose et sérum de vérité :

Un hypnotisé n'exécute pas tout ce qu'on lui demande .
Il garde un certain contrôle.
Nous pouvons toujours lui demander de révéler des secrets , c'est sur , mais il

va mentir ou altérer les faits pour ne pas coopérer .

Ce n'est pas un sérum de vérité .

Il n'y a pas de danger , aucune emprise d'une volonté étrangère sur la volonté du sujet .

L'hypnose reste un commandement , cependant c'est juste pour provoquer le sommeil et rien d'autre ou presque !!!

Hypnose et impressions sensorielles :

L'hypnotisé face à l'impression sensorielle.

Il a la conscience endormie et complètement vide .

L'idée suggérée va régner seule sur sa conscience sans aucun cadre ou presque .

La suggestion verbale (et mentale) est la plus intéressante et la plus précise.

On peut suggérer par cette voie moulte choses presque tout ce que la parole humaine peut exprimer .

La suggestion est possible que dans certaines phases de l'hypnose .

Il suffit d'une impression sensorielle pour provoquer cette fameuse suggestion .

La voix mais aussi un geste peut suggérer...

Hypnose et activation hypnotique :

La personne suggestible ne peut arrêter la suggestion qui se fait jour au plus profond d'elle même .

Comment ça marche ?

C'est sur le principe de l'activation et de l'inhibition qui s'équilibrent.

Si l'un des deux l'emporte alors nous avons soit une excitation , soit un sommeil .

Pour avoir le sommeil , il faut impérativement une activation très forte pour le cerveau du sujet .

La réaction inhibitrice va ainsi l'emporter et se généraliser à tout le corps.

Le centre régulateur va ordonner au cerveau du sujet de tirer le rideau et le sommeil hypnotique va arriver instantanément .

Hypnose et résistances :

La conscience existe que dans l'attention . En dehors de celle -ci , tout est automatique et inconscient .

Les souvenirs et le moi sont dans une zone du cerveau hyperactive mais sans qu' elle est recours à la réflexion .

Les pensées , les actes travaillent seuls à l'insu de la conscience .

C'est là , que la capacité à faire taire toute résistance à la suggestion pose problème .
Le sujet doit juger ses actes à la lumière de sa raison .
La suggestion devra passer directement et être formulée clairement à l'inconscient sans contrôle de sa raison , condition impérative pour qu'elle se réalise .
La suggestion devra être une invitation et rien de plus .

Hypnose et psychothérapeutique :

L'hypnose de spectacle ne s'oppose pas à l'hypnose thérapeutique .
La suggestion est la clé de tout phénomène hypnotique .
Faire rire est la base pour le spectacle mais le rire
est aussi thérapeutique .
On voit bien là que tout est proche et pourquoi existerai -t -il un mur entre les deux ?
Provoquer par hypnotisme cet état psychique spécial et l'exploiter pour soulager d'une manière générale , pourquoi s'en passer ?
Surtout que la suggestion a une grande efficacité sur les troubles dynamiques qui sont toujours associés à une lésion organique .

Hypnose et tabac :

La conscience n'est qu'un faible phare au milieu de l'océan inconscient .
Tout ce qui nous a touché au point vue émotif continue à vivre en nous.
Les habitudes sont vites prises et nous ne pouvons plus nous en défaire ce qui favorise la diminution du contrôle de la conscience .
Le tabac en est un bon exemple , l'habitude est purement psychologique .
Si vous appliquez votre raison à l'analyser vous allez stopper plus ou moins cette habitude mais vous acceptez de renoncer à l'exercice de votre raison , livrant votre conscience aux ordres de l'inconscient car c'est plus facile .
Voilà pourquoi l'hypnose va vous aider car elle va contrarier ce puissant inconscient avec des suggestions appropriées .

Hypnose et opposition :

Les sujets rebelles avec un fort instinct de liberté peuvent être rendus suggestibles tandis que l'inverse est bien plus difficile .
Il suffit de la confiance et de la suggestion pour obtenir un résultat.
Céer d'abord ce climat avec la personne pour ensuite la suggestionner vers la détente totale , le relâchement , le bien être .
Suggétionner quelqu'un c'est créer en lui un réflexe conditionné .
Le circuit existe déjà , votre parole va juste réactiver cette zone cérébrale .
La conscience sera incapable de s'y opposer , même pour un esprit rebelle.
Les rebelles sont comme les galets au bord de l'océan à force d'être roulés dans les vagues leurs bords s'arrondissent .

Hypnose et somnolence :

Mettre le cerveau de la personne sur une excitation donnée , sans intérêt, va permettre une inhibition cérébrale qui amènera rapidement un état de sommeil avec un esprit vigile dans un corps endormi .
La conscience est là mais impossible pour elle de commander la motricité. La personne s'écroule , ses muscles sont paralysés comme lors d'un malaise vaguale.
Elle se sent partir mais elle ne peut rien faire , c'est comme dans un rêve .
Le sommeil la gagne de plus en plus (sommeil léthargique) .
Alors si nous poussons plus loin cet état vers la catalepsie , la personne va prendre activement , aux prix d'efforts musculaires énormes , les positions commandées .(par ex :" le pont humain ")
La personne dort toujours , seule une région corticale est éveillée laissant ainsi une porte ouverte sur son inconscient .
Ce sommeil hypnotique encore mal connu va permettre à l'expérimentateur, avec des suggestions , de détendre la personne , de la relaxer afin de lui apporter un bien être au réveil .

Hypnose et rêve commandé :

L'esprit rationnel doute de la réalité de l'hypnotisme , l'inconnu lui fait peur et c'est bien normal .
Alors comment peut- on lui ôter ce doute ?
Je vais prendre l'exemple du rêve commandé sous hypnose pour mieux lui faire comprendre le fonctionnement cérébral et le rôle de l'inconscient.
Les hommes deviennent hypnotiques à la suite d'excitations périphériques qui sont prolongées , faibles et uniformes .
La personne endormie nous laisse une porte ouverte sur son inconscient .
Il est essentiel de maintenir cette liaison sinon elle se réveille .

Être sous état hypnotique ne suffit pas pour obtenir le rêve commandé chez le sujet .
Il faut absolument être persuasif , impératif .
La conscience de l'hypnotisé ne doit pas pouvoir s'opposer aux suggestions .
C'est ainsi qu'il est possible de suggestionner par la parole des hallucinations comme par exemple , lui faire croire qu'on lui a coupé la tête , il va se regarder dans la glace et se voir sans tête .
Mais aussi le plonger dans son jeu vidéo favoris , il s'y verra en trois dimensions .

Hypnose, amour et transconscient

Un proverbe arabe dit : " seul tes yeux peuvent juger "et c'est pas mal de le savoir.
Nous savons que l'inconscient est complexe , difficile à comprendre et inaccessible en direct .
Par l'état hypnotique une porte nous est ouverte alors profitons – en !
Que pouvons nous découvrir derrière la conscience ?
La complexité de l'inconscient ne comprend pas seulement les souvenirs et les terribles tendances refoulées .
Maintenant , nous savons que c'est le siège d'admirables intuitions sur l'harmonie et la beauté , véritable transconscient ouvert sur l'infini.
Alors , pourquoi sommes nous attirés vers l'un(e) ou l'autre ?
Tout simplement parce que c'est là que tout se joue dans une chimie hormonale (vasopressine et ocytocine) mais aussi une compatibilité inconsciente qui n'a rien à voir avec les critères physiques .
Nul besoin de chercher l'amour quant il se sera là , vous le saurez .
L'hypnose vous fera gagner un temps précieux pour découvrir vos compatibilités .

L'hypnose moderne :

Einstein a dit " La chose la plus incompréhensible du monde c'est que le monde est compréhensible ."
Nous pouvons expliquer de nombreux phénomènes dans le processus d'hypnotisation de scène ou de cabinet .
L'époque actuelle tend à réintroduire l'hypnose par la porte du mystère , comme nous le voyons dans les émissions de télévision .
Cependant , de nombreux hypnologues travaillent en cabinet , tous les jours et

ne font jamais de show TV.

L'irrationnel n'est pas toujours déraisonnable .

Sur un plan général , l'homme est une conscience que l'on doit pas traiter par l'abrutissement , le matraquage publicitaire...

Il faut le convaincre rationnellement , le sortir du domaine de la mentalité enfantine , favoriser l'éveil de sa conscience .

Descartes a dit " Se posséder soi même "

L'hypnose moderne veut favoriser un phare inéteignable en nous pour affronter cette société trop forte pour nos épaules.

La conscience n'est propre qu'à une petite partie du fonctionnement du cerveau , comme nous l'avons vu , tout le reste est automatique.

Tous nos faits et gestes sont inconscients , nos comportements nous trahissent bien plus que nous le pensons ...

L'hypnose est un outil pour se détendre , se libérer du stress et trouve son intérêt dans bien d'autres applications dans notre société si speedée .

Suggestion et inconscient :

Freud a dit " Chaque individu peut atteindre des sommets inespérés ou toucher le fond du désespoir " .

L'inconscient est la matrice ou se forge tout désir de sérénité , de bonheur et de santé .

Si vous sollicitez votre inconscient par la suggestion , lentement , patiemment et sincèrement chaque jour alors vous serez surpris par l'énergie insoupçonnée que vous allez avoir .

Votre inconscient va vous permettre de réaliser des exploits apparemment irréalisables et même soigner des affections jusque là sans espoir .

Vous obtiendrez la coopération pleine et entière de votre inconscient en ne vous y opposant pas alors n'hésitez pas à vous autosuggestionner sans aucun jugement de votre part , laisser vous aller ....

Hypnose et thérapeutique de suggestion :

L'hypnose vient des magnétiseurs qui guérissaient toutes les maladies .

Des opérations chirurgicales se faisaient au 18ème siècle sans autre anesthésie.

Cela montre bien la profondeur du sommeil partiel obtenu par la seule puissance suggestive.

De nos jours , elle est encore utilisée dans certains blocs opératoires pour certaines interventions mais l'anesthésiste n'est jamais bien loin et sa seringue curarisée non plus .

La guérison post-opératoire sera nettement plus rapide et sans douleur .

La suggestion suffit bien souvent à guérir par exemple les verrues sans avoir recours à une autre thérapeutique , croire à cette certitude de guérir et voila un pas fait vers la guérison .

Hypnose et sommeil naturel :

Personne ne peut être hypnotisé s'il n'a pas l'idée qu'il va l'être .
L'hypnotisation ne coule pas la personne dans un moule uniforme pour en faire un automate obéissant.
Non , la personne va continuer à penser , raisonner , discuter et parfois même refuser la transformation de l'idée reçue en acte .
L'état hypnotique est naturel .
Nous retrouvons ce même sommeil chaque nuit lorsque nous dormons. Il n'y a aucune différence .
L'idée seule du sommeil fait le sommeil.
La simple vue d'une séance réussie va suffire à hypnotiser les autres personnes présentes à l' insu de leur volonté car je rappelle que c'est par l'idée du sommeil qu'on provoque le sommeil hypnotique .

Hypnose et détente :

L'hypnose est efficace dès le premier stade , avec cette légère sensation de détachement.
Vos autosuggestions devront porter vers un état de bien être , une détente .
Imaginez vous au bord de la mer par exemple , écoutez le bruit des vagues , les mouettes , sentez la chaleur du soleil sur votre peau , touchez le sable fin , laissez le couler entre vos doigts etc ...
Ne cherchez pas à entrer en sommeil profond dès les premières fois et surtout ne vous posez pas cette condition avant de pouvoir passer aux suggestions , c'est l'échec assuré.
Il ne faut jamais forcer l'inconscient.

Hypnose et spirale :

L'obscurité avec le silence ou un léger bruit monotone sont les conditions qui favorisent le sommeil .
Plonger la personne sur une excitation donnée comme par exemple une spirale et vous allez rapidement amener chez elle une inhibition qui en se généralisant donnera le sommeil.
Son esprit reste vigile mais son corps est endormi.
Sa conscience est là , elle peut bouger et répondre à des questions.
Elle peut même prendre des attitudes bizarres , à volonté comme un bras en l'air tendu ou une jambe tendue en avant et ce sans aucune fatigue.
Ce phénomène n'a rien de mystérieux , juste un état hypnotique que l'on appelle la catalepsie.

Hypnose et magnétiseurs :

L'hypnotiseur utilise aussi les techniques des magnétiseurs .
Bien souvent cela ne suffit pas pour passer à la phase léthargique et donc impossible de suggestionner avec efficacité .
Néanmoins , il est important de connaître les points de pressions qu'ils utilisent.
Les magnétiseurs agissent à l'aide de "passes " plus ou moins longues voir très longues pouvant durer une heure . Ils ne s'arrêtent que lorsque les premiers signes montrant l'entrée en transe sont là .
En hypnose , il faut impressionner d'un coup la personne pour l'endormir et la suggestionner , c'est un travail un peu différent .
Les différents points de pressions utilisés pour magnétiser sont généralement la main droite sur le front , l'autre sur le sommet de la tête , une pression sur le milieu du front , sur la nuque , le basculement de la tête en arrière , une pression sur l'estomac .Tous ces points de pressions donneront différentes attitudes et capacités à la personne magnétisée .
Exercez toutes ces "passes" descendantes de la tête vers le tronc avec pressions des pouces .
Pour la réveiller , apposer la main gauche sur le front et faites des "passes" transversales .
La combinaison des deux est intéressante pour optimiser les résultats recherchés .

Hypnose et état de crédulité :

C'est dans cet état que les suggestions ont le plus de prise .
Il suffit d'action très faible pour le produire .
La personne conserve toute l'apparence de l'état de veille .
Elle est engourdie , pense encore un peu , sa conscience est assez nette mais si on lui affirme par exemple l'impossibilité de parler ou de voir , de sentir , alors son attention , déjà sans ressort , s'immobilise complètement sur cette idée . Son esprit l'adopte de suite et son organisme obéit comme un automate.
C'est un état curieux entre la veille et le sommeil qui va permettre par la suite en suggestionnant la personne , de l'endormir en sommeil très profond .

Hypnose et endormissement :

Le sommeil hypnotique est produit , non sans difficulté , par un acte de l'intelligence .

C'est par l'accumulation de l'attention sur l'idée fixe de dormir qu'on va provoquer cet endormissement qui sera une légère rêverie au début pour aller jusqu'au somnambulisme .

Je rappelle qu'on endort pas , il s'endort , on ne fait qu' accompagner .

Les réactions sont différentes selon les individus .

Le sujet va répondre aux suggestions comme il les conçoit , avec sa machine et donc selon ses propres capacités d'où l'importance d'utiliser toujours un vocabulaire très simple à comprendre .

Hypnose et le merveilleux :

L'hypnose n'a rien de merveilleux .

On peut la comparer au fou rire, à la rougeur des timides , au bâillement que se communique de l'un à l'autre ; ce sont des actions automatiques qui ont lieu durant l'état de veille et qu'on ne peut pas contrôler .

Nous passons tous en mode hypnotique plusieurs fois par jours , c'est complètement naturel .

Non ce qui est merveilleux c'est ce qu'on peut en faire .

Les différents états hypnotiques sont comme des graduations de la veille vers le sommeil.

La suggestion seule va certes permettre d'induire une relaxation mais elle ne sera pas suffisante pour plonger la personne en sommeil profond .

Pour que les idées suggérées se fixent réellement dans son esprit et se traduisent en actes alors il est utile d'apprendre l'hypnose pour modifier la conscience de la personne afin d'accéder à son inconscient et d'y déposer les suggestions .

Hypnose et le moi :

L'activité cérébrale automatique sans recours au moi et l'activité cérébrale consciente se régularisent seuls .

La concentration de toute la pensée du sujet sur une seule idée va permettre d'abaisser sa volonté , créer une inertie cérébrale et seulement là , déterminer une suspension d'activité des cellules de l'écorce cérébrale , tout cela dans le but d'une fixette sur la seule idée du sommeil sans avoir à passer par le moi .

Voila pourquoi existe cette ignorance à son réveil qui n'est pas due à l'oubli mais tout simplement à la non participation du moi toujours associé à l'activité cérébrale consciente .

Hypnose et l'induction :

C'est quoi l'induction ? C'est un terme barbare pour nommer la phase d'endormissement.

L'hypnose est un état de perte de conscience avec une amnésie au réveil , sinon ce n'est pas de l'hypnose sauf dans le cas ou la suggestion post hypnotique du souvenir a été faite .

Dans la technique que j'utilise , le fait de faire fixer mon index fortement et intensivement a pour but de produire une stimulation " physique et psychique " de la rétine qui va provoquer le sommeil .

Chez les personnes naturellement crédules , cela va suffire mais bien souvent il faut capter l'attention rapidement avec ce regard hypnotique dont le seul but est de canaliser l'attention sur soi .

Plus vous serez sur de vous , plus cela sera facile .

Pas de rire , pas de doute chez le sujet car au moindre doute il n'aura plus doute et vous aurez perdu toute sa confiance .

La confiance est une composante essentielle pour induire tout état d'hypnose .

Hypnose et arrêt du tabac :

Anne fleur demande s'il est normal d'avoir une action différée par rapport au visionnage de la vidéo : " hypnose et tabac par Pilleray (you tube) " . Elle a ressenti les effets seulement 3 jours après .

La suggestion peut porter sur une action à faire plus ou moins longtemps après le réveil , parfois plusieurs mois .

Au réveil , aucun effet , pas de souvenir car son inconscient a fait barrage mais le moment venu , lorsqu 'enfin le filtre se laisse traverser , la suggestion apparaît à l'inconscient et là lui impose l'exécution .

Elle agit sans fondement , sans raison comme une impulsion .

"C'était plus fort que moi " : dit elle .

Voila un bon exemple d'une post suggestion et souhaitons à Anne fleur de réussir son sevrage tabagique .

Hypnose et hétéro hypnose :

L'hypnose est un agent curatif naturel .

Ce n'est pas la panacée non plus mais il peut aider .

En allant voir ou écouter un hypnologue, vous retrouverez un bien être , une détente , une relaxation qui suffira pour restaurer le moral , pour stopper une addiction au tabac , pour maigrir …ce n'est pas une perte de temps .

Si on regarde ce qu'il se passe dans l'os fracturé par exemple , il se ressoude naturellement , même chose pour les plaies elles se cicatrisent seules et pour les rhumes d'automne c'est pareil , avec un traitement il faudra 15 jours et sans 2 semaines …

Nous avons tous en nous les ressources naturelles pour restaurer un bien être physique et psychique .

Hypnose et relation avec l 'hypnologue :

Pourquoi le sujet reste en relation seulement avec l'hypnologue durant la séance ?
De même que la mère entend toujours les cris de son enfant en pleine nuit et seulement les siens ; l'hypnotisé n'entend que la voix de son hypnologue .
Il reste en relation qu'avec lui comme tenu par un lien invisible , ce lien de la confiance absolue.
Grâce à ce lien , les suggestions seront portées directement à son inconscient pour provoquer les effets demandées.
Sans cette confiance , aucun sommeil lucide , pas de manifestation magnétique possible , rien ne pourra être observé .
C'est pourquoi , j'insiste fortement sur cette confiance à obtenir avant toute séance .
La personne va somnoler un peu mais en cas dormir d'un sommeil hypnotique au cours duquel elle conservera son activité cérébrale et pourra obéir aux suggestions faites .
L'influence de l'hypnologue est toute spirituelle .

Hypnose et la suggestion à l'état de veille :

Dans la série télévisée " Le mentaliste " on est surpris par la facilité avec laquelle elles se produisent par simple affirmation.
Chez certaines personnes , les plus crédules , ça marche mais pour être objectif il faut ajouter à la suggestion , un état cérébral particulier sinon la raison intervient et neutralise la fameuse suggestion.
Toute idée suggérée à l'état de veille , même réalisable , acceptée par le cerveau n'est pas réalisée .
Ce serai trop facile …
Affirmer à quelqu'un que son bras est paralysé et il ne vous croira pas et s'empressera de le bouger .
Il faut que la personne le croie pour que ça marche.
Son cerveau va faire son travail en combattant la crédulité .
Alors comment faire ?
Il faut renforcer au maximum sa crédulité et supprimer ce contrôle cérébral.
Si on regarde ce qui se passe dans la nuit durant le sommeil naturel , on est surpris par ce que le moi accepte pour réel .
C'est du même ordre , pas de contrôle cérébral.
Les rêves sont du grand n'importe quoi car la raison n'est plus là pour les contrôler .
Le sommeil en supprimant la raison crée la suggestibilité.
Mais à l'état de veille , elle est là , puissante et difficile à apprivoiser .
Tout l'art de la suggestion est d'augmenter la crédulité pour franchir la raison afin d'imposer au cerveau l'acceptation de l'idée et de la réaliser .

Hypnose et cerveau :

Le domaine de la suggestion est immense.
Pas un seul fait de notre cerveau qu'il ne puisse être amplifié artificiellement par cette méthode.
Le cerveau a une capacité naturelle , celle d'essayer de réaliser l'idée acceptée .
C'est un mécanisme intrinsèque, il transforme l'idée en acte .
L'attraction particulière de l'hypnotisée envers l'hypnologue est réelle mais le ton de la voix , l'autorité , le mode de suggestion contribuent aussi à l'abaissement temporaire de l'attention .
Une fois obtenue , l'exécution des suggestions se fait tout naturellement.

Hypnose et hyper acuité :

En période de concours ou d'examens , nul besoin de prendre vitamines et autres .
Un passage chez votre hypnologue et vous serez reboostés immédiatement .
Comment amener cet état ?
Il s'agit pour la personne d'avoir un hyper perception des sens .(ouïe , vue, odorat , goût et toucher)
Lors de la séance , suggestionner que tel ou tel sens deviendra plus aigu , adapter selon les désirs de la personne .
L'idée acceptée se transforme en acte instantanément.

Hypnose et suggestions :

Le pouvoir singulier de la suggestion .
Les résultats obtenus restent proportionnels à la puissance de la suggestion.
C'est par l'intensité des images mentales que l'idée suggérée exerce son pouvoir absolu sur l'intelligence , les sens et les mouvements de la personne sous hypnose.
Alors pourquoi parler d'image plutôt que d'idée ?
La personne peut avoir dans son esprit une pensée sans la voir , entendre parler d'une action sans la faire mais si on insiste fortement , si on commande plus longtemps , l'idée suggérée devient hallucination et action.

L'idée et l'image sont la même chose pour elle.
Seul existe une différence de degré .
Pour augmenter l'hallucination , il faut décrire au maximum l'image afin de lui laisser le temps de la transformer en idée .
Les répétitions , les redondances trouvent là leurs explications .

Hypnose et le coup de foudre :

Peut-on tomber amoureux grâce à l'hypnose ?
On sait que c'est dans l'inconscient que votre moitié sera repérée .
Alors comment créer l'aura de séduction , ce pont entre elle ou lui
et vous .
Dans un premier temps , il faut s'ouvrir à l'autre , créer le milieu pour vivre ce coup de foudre .
Surtout ne pas être dans le contrôle , dans la critique mais écouter et relancer , faire connaissance pour trouver des affinités communes , s'ouvrir à l'autre …
Le désir naît de l'interdit et du manque .
Laisser tomber tous les sites de rencontres , ce n'est pas là que vous serez
  "open " pour attirer le coup de foudre , c'est trop dans le contrôle , pas assez dans le concret . Il faut absolument garder les yeux ouverts et savoir reconnaître les sentiments amoureux , voir cette attirance , être attentif aux signaux de l'autre , aux émotions visibles sur l'autre , avoir envie de l'autre , de partage ….
Tous les sens devront être en éveil .
Oui , sous l'état hypnotique toutes ces suggestions seront faites et vous serez "open " partout et jusqu'au déclic amoureux .

Hypnose et base :

Pour résumer , il faut troubler l'équilibre psychique de la personne qui veut être hypnotisée .La technique que je propose, repose sur la concentration de la pensée sur l'idée du sommeil , cette idée unique jointe à la fixation du regard hypnotique (voir les premiers billets) vont amener à l'immobilisation du corps , à l'arrêt de la pensée sur cette seule idée de DORMIR.
La personne hypnotisée par cette méthode va rester uniquement en rapport avec l'hypnologue et personne d'autre ne pourra la suggestionner .
Sa voix reste l'unique moyen de liaison .
Comment est ce possible ?
Tout simplement car la personne sous état hypnotique donne l'autorisation à cette volonté étrangère de suggérer des rêves , des idées et des actes .
Tout repose sur la confiance , une fois obtenue alors commence vraiment le voyage intérieur .

Hypnose et actions végétatives :

L'hypnose et les actions possibles sur les fonctions végétatives .
Des actions idéoplastiques peuvent aussi s'exercer sur ces fonctions .
Le but étant là de faire redémarrer la fonction qui est stoppée pour moultes raisons .
Alors comment ça marche ?
Positionner la personne comme dans les premiers billets .
Grâce à l'influence de la suggestion , il est possible par simple affirmation de substituer une idée par une autre et ainsi de changer l'état d'esprit de notre personne hypnotisée.
Je prend l'exemple ici de la menstruation qui va revenir simplement en ayant attiré son attention sur cette seule idée durant une dizaine de minutes .
Voila une application concrète de l'hypnose traditionnelle sur les fonctions végétatives .

Hypnose et technique :

Angel me demande de parler un peu de la technique .
La fixation d'un objet brillant pour provoquer un strabisme ou le maintient du regard dans la fixité forment les deux principales techniques pour provoquer ce sommeil si extraordinaire .Faire fixer un point fixe pour amener tout simplement vers l'insensibilité n'est que la phase préliminaire reste la seconde qui sera déterminante . C'est l'impression mentale , la suggestion , cette idée capable de se transformer en acte.
Mais ne pas oublier le fameux stimulant sinon rien ne se passera , l'affirmation.
En résumé , il faut la fixation , la suggestion et l'affirmation .

Auto hypnose et formulation des objectifs :

L'homme est naturellement observateur et nul besoin de s'attacher à le démontrer ...
Comment être efficace en auto hypnose ?
Vous vous êtes sûrement essayer à cette pratique mais sans succès   alors pourquoi ?
Facile de formuler les objectifs à atteindre mais plus difficile de formuler vos souhaits.
Pour vous aider , pensez à ne surtout pas forcer votre inconscient c'est délétère .
Formulez les selon cette forme : " Je sais que je peux faire mieux ….je vais m'attaquer à (problème formulé ici ….)cela prendra le temps qu'il faudra mais j'irai jusqu'au bout ." et répétez les vous chaque soir avant de vous endormir .

Grâce à cette formulation , vous irez dans le bon sens et les résultats feront jour .

Autosuggestion chez l'enfant :

L'imagination est l'œuvre directe de l'autosuggestion , c'est croire que c'est vraiment arrivé , voila le secret .
Les enfants sont naturellement crédules et la crédulité est un élément important dans l'hypnose .
Comment aider les enfants avec l'autosuggestion ?
C'est une question d'art psychologique , pas besoin d'énergie physique ou morale.
Au lieu de donner des consignes de vie comme chez l'adulte , chez eux on s'attachera à éduquer grâce aux réflexes retardés.
On peut soit développer l'excitation chez l'enfant apathique ou l'inverse chez l'hyperactif pour réaliser un bon équilibre .
Hypnose et sommeil naturel :

Il existe une différence entre le sommeil ordinaire et le sommeil hypnotique.
Elle est subtile mais elle a son importance.
Tous les deux sont dus à l'immobilisation de l'attention sur l'idée de dormir.
Le dormeur ordinaire entre en relation avec lui même , les images de sa journée , les faits sont remémorisés pour donner les rêves spontanés.
Le dormeur hypnotique entre en relation avec l'hypnologue et reste sur l'idée qu'il a utilisé pour l'endormir .
Cette porte reste ouverte durant toute la séance .
Elle va lui permettre de le suggestionner a volonté , les rêves , hallucinations et faits sont dirigés par l'hypnologue .
C'est cette différence qui fait toute la différence .

Hypnose et suggestion instinctive :

L'idée seule entraîne tout le corps.
Une musique sympa résonne et direct on danse , on chante , on se sent entraîné .
Pour un rien on se laisse aller si toutefois nous n'avons pas trop de barrières , de modérateur qui mettent un frein à cette suggestion sensorielle .
Nous sommes tous dominés à des degrés divers par l'automatisme de notre système nerveux .
Alors que peut faire l'hypnose ici ?
L'éducation , la réserve imposée par nos mœurs , les conventions sociales vont diminuer cet automatisme .
C'est dommage mais c'est comme ça .
Néanmoins , il est présent en chacun de nous .

Il n'est jamais trop tard pour changer la position de ce curseur grâce l'hypnose ainsi une personne introvertie va devenir extravertie par simple suggestion .
Hypnose et début :

La phase d'endormissement
Il faut être persuasif pour s'insinuer dans l'intellect d'une personne .
Je vous conseille d'effectuer le test de la chute en arrière pour commencer l'hypnose sans en avoir l'air .
En effet cela va la mettre en confiance et cela va aussi affirmer votre savoir .
Il faut parler vite , paisiblement , d'une façon monotone comme une berceuse , c'est pour ne pas éveiller son attention , ce que l'on cherche ici c'est obtenir sa coopération entière .
Il faut diriger sa pensée somnolente .
Induire , ensuite le sommeil présuppose de vouloir l'endormir .
Oui , j'insiste sur ce point car l'état que vous obtenez , qu'on nomme "suggestibilité " n'est pas encore le sommeil .
Ce terme est impropre , c'est un état d'aboulie nerveuse et d'apathie .
Néanmoins , pour l'obtenir il faut le lui demander sinon point de sommeil .

Hypnose et suggestion à son insu :

Hypnose chez les rebelles .
L'idée reçue ne se transforme pas toujours en acte chez eux , nous avons donc un gardien puissant en face .
Alors comment le contourner ?
Rien de plus facile , il ne faut pas faire appel à lui .
Nous savons que toute idée suggérée passe par lui et ordonne l'action ou pas.
Prenons l'exemple du pouls , si je vous dis votre rythme cardiaque va augmenter ou diminuer , rien se passera .
Mais si je vous mets un saturomètre sur le bout de votre doigt qui enregistre votre pouls et l'affiche sur l'écran puis à haute voix , j'annonce votre pouls 82 , 86, 92 , 98 …… puis l'inverse 82 , 78 , 74 , 69 …. votre cœur va augmenter la fréquence puis la ralentir selon mes annonces .
A votre insu , j'ai triché car le saturometre n'indiquait pas cela , il a suivi mes suggestions en shuntant votre contrôle cérébral , plus neutralisation de l'acte , l'idée devient action .
Voilà le procédé pour suggérer à l'état de veille qui marche toujours .

Hypnose et suggestibilité :

Nul besoin d'endormir la personne pour la suggestionner quand elle est très suggestible .
La simple idée transmise par la parole , par écrit , par la vue … va suffire à

enclencher l'automatisme cérébral pour réaliser l'idée en acte .

L'idée du sommeil sera chez elle qu'une suggestion de plus parmi les autres .

Mais dans une grande majorité des personnes venant à l'hypnose pour une aide, il est nécessaire d' endormir pour ensuite suggestionner .

Leur raison est trop forte pour accepter l'idée sans contrôle aussi le sommeil hypnotique là prendra toute son importance afin d'atténuer le contrôle cérébral et d'accéder directement à son inconscient pour y déposer toutes les suggestions voulues .

Seule cette méthode permet la réalisation de la suggestion car je le rappelle toute suggestion faite n'est pas une suggestion réalisée .

Hypnose et sommeil :

La différence entre l'hypnose et le sommeil naturel se situe dans son déclenchement .

Le sommeil naturel est provoqué par la personne elle même .

En ce qui concerne l'hypnose , une tiers personne est nécessaire .

En effet , l'hypnotiseur va provoquer cette narcose chez le sujet par une excitation très forte de son cerveau qui va entraîner une réaction inhibitrice qui aura pour conséquence de tirer le rideau sur son cerveau .

Celui ci n'aura qu'une envie , dormir .

Dormir en partie car une zone du cerveau reste ouverte pour tout ce qui concerne l'hypnotiseur et c'est grâce à cette porte que le lien est maintenu avec le sujet.

Cette zone appelle toute la conscience du sujet mais il n'a pas la force de résister aux suggestions car trop petite , il ne peut pas penser par lui même ni agir .

Il est comme dans un rêve .

Le sommeil est le même , seule cette porte est en plus , ce qui fait toute la différence .

Hypnose et phases du sommeil :

L'hypnose est un remède naturel vieux comme le monde et comme tout médicament les réponses diffèrent selon les individus .

Néanmoins , une classification peut être faite selon les phases d'entrées en sommeil hypnotique . La personne qui tombe directement en phase 4 est celle qui répond le mieux .

Pour elle la relaxation sera très efficace et toutes les suggestions fonctionneront à 100 % .

Les personnes qui ont des difficultés à s'abandonner passeront difficilement les phases 1, 2 , 3 du sommeil .

En insistant un peu certaines vont y parvenir mais d'autres laisseront leurs

corps y répondre mais pas leurs esprits .
C'est là toute la magie de l'hypnose .

Hypnose et la forme :

Bien souvent on pense que c'est superflu , anodin voire même sans intérêt!
C'est tout autre , la bonne attitude à adopter face au sujet se travaille . Ne souriez pas , vous y perdez en crédibilité , soyez rassurant avec une pointe d'autorité sans être familier . Le mode autoritaire ne veut pas dire qu'il faut crier , non c'est juste adapter son vocabulaire , la tournure des phrases . Le but étant d'avoir une personne parfaitement passive sans analyse critique des propos avec une crédivité absolue .
La forme est aussi importante que le fond .

Hypnose et induction par voie auditive :

Il existe plusieurs méthodes pour induire un état hypnotique .
La stimulation visuelle est très souvent employée par exemple lorsque je vous demande de fixer la spirale ou un cour d'eau etc …c'est un bon moyen pour concentrer toute votre pensée sur cette seule image et ainsi fixer votre attention , ce qui va générer la phase hypotaxique qui est nécessaire à toute hypnotisation .
Mais ce n'est pas le seul , j'ai expérimenté la stimulation de l'ouïe via le téléphone et je dois dire ici qu'elle produit exactement les mêmes résultats .
Ce qui ouvre des perspectives nouvelles dans l'exploitation du merveilleux de l'hypnose .

Hypnose pour accentuer un sens :

Nous savons maintenant que dans le processus d'hypnotisation nous avons besoin d'impressions légères et monotones sur nos sens .
J'utilise l'ouïe mais c'est la même chose pour la vue,l'odorat,le toucher …
Tout est dans le pouvoir de l'imagination.
La phase du sommeil s'obtient après une impression de quiétude , un assouplissement qu'il ne faut jamais oublier .
Pour accentuer un sens , il faut absolument attendre que l'hyper acuité de l'ouïe, normal au début, ait disparu.
Ensuite seulement nous réveillons un sens pour l'hypertrophier selon les suggestions voulues .

Hypnose et indifférence du sujet :

L'hypnotisme vient du magnétisme , y a pas doute la dessus , c'est évident !
Déjà au 16 ème siècle , on parlait du magnétisme minéral avec les aimants et du magnétisme céleste qui provoquaient ce phénomène étrange .
Maintenant , nous savons que tout cela était provoqué par la simple suggestion verbale et mentale des magnétiseurs et qu'il n'y avait rien de magique .
L'hypnotisme est un phénomène naturel , sans danger d'ailleurs nous passons tous deux fois par jour , au lever et au coucher par cet état.
Cet état d'indifférence , de flottement comme si notre esprit était dans de la ouate .
Quand je vous demande de fixer toute votre attention sur votre index c'est pour faire tomber vos paupières par épuisement des muscles releveurs .
Lorsque vous fermez les yeux alors l'idée du sommeil vient tout naturellement en tête.
La fixité de l'attention sur cette seule idée , cette seule pensée unique va instantanément provoquer l'hypnose de phase 1.
La personne tombe dans l'indifférence , elle est fermée à toute autre pensée .
Son imagination devient fertile , la simple suggestion auditive agréable faite par la personne en qui elle a confiance va prendre toute la force de la réalité dans son esprit .

Hypnose et facteur favorisant :

Certes le ton de la voix , son débit , ses enchaînements , le mode de suggestion qui paraissent souvent atypiques pour des esprits rationnels sont néanmoins absolument nécessaire sans quoi ce ne serai qu'une chanson et non de l'hypnose . Je rappelle qu'en hypnose , nous nous adressons à l'âme de la personne .
Mais ce n'est pas seulement cela , il faut autre chose pour provoquer l'hypnotisation .
Un paramètre trop souvent négligé , le rapport reliant l'hypnotisé à son hypnotiseur qu'on doit toujours travailler .
Ce rapport de confiance est la clé de toute hypnotisation réussie .

Hypnose et somnambule :

Qui ne s'est pas retrouvé nez à nez avec un somnambule une nuit ne sait pas qu'il ne faut surtout pas le réveiller sinon il chute !

S'il déambule sur le toit comme un acrobate en pleine nuit avec une agilité de chat et la vision du hibou , il ne risque rien tant que vous ne le réveillez pas .

Si d'aventure vous décidez de le réveiller alors il va perdre instantanément le fil du rêve qu'il est entrain de vivre et avec lui toute la vision hyper amplifiée d'où le risque de chute .

Le somnambule est dans la même phase de sommeil qu'une personne hypnotisée .

Hypnose et secret story :

Le mentaliste nous a fait une belle démonstration en hypnotisant un candidat .

Les excitations sensorielles peuvent produire l'état hypnotique selon deux méthodes , la douce et la brutale .

Nous avons eu droit à la brutale avec Bastien dans secret story .

Charcot était adepte des excitations violentes , fortes et brusques , Bastien utilise ces inductions .

Il renverse d'un coup le sujet après l'avoir conditionné , cela provoque un choc chez lui , c'est rapide et très efficace.

La deuxième est l'excitation douce et prolongée tout aussi efficace mais moins spectaculaire . L'induction est la porte d'entrée vers l'état hypnotique ensuite viennent se greffer toutes les suggestions .

Hypnose et économie cérébrale :

La santé est l'harmonie des forces de l'être vivant .

Mais quel est l'agent qui relie l'âme au physique ?

Dans le cerveau , nous secrétons tous en permanence une substance vésiculaire qui nous donne cette capacité de raisonner , penser , faire , etc ... c'est la force nerveuse .

En hypnose , nous recherchons la concentration de la pensée sur une seule idée dans le but d'une consommation minimale de cette force pour avoir tout le reste pour la suggestion .

En effet la substance s'accumule dans tout le cerveau jusqu'au moment proche d'une congestion nerveuse et seulement là nous introduisons la suggestion voulue avec toute cette force et rien ne peut l'entraver, absolument rien .

Hypnose et conviction :

Dans le processus d'endormissement par la voie suggestive nous avons recours à la suggestion de dormir .

Elle doit être faite à haute voix .

Le sujet va vous accorder du crédit que si vous l'impressionnez .

Il est impératif d'avoir toute sa confiance .

Il doit être convaincu de votre savoir .

Car , la simple suggestion de dormir ne suffit pas , ce n'est pas en lisant des livres qu'on apprend c'est en expérimentant !

Il a besoin d'autre chose que j'appelle la conviction .

Vous devez avoir en vous la conviction absolue de vouloir l'hypnotiser et elle doit être visible par le sujet ...

C'est absolument nécessaire , cette conviction va provoquer chez lui une action psychique qui débutera l' induction hypnotique .

Hypnose et somnambulisme provoqué :

Nous connaissons maintenant les procédés pour amener l'état hypnotique mais comment et pourquoi cet état existe ?

La clé de tous ces phénomènes se trouve dans la suggestion verbale et mentale .

Les zones hypnogènes et autres ne sont que théoriques , j'en suis persuadé ; d'ailleurs je pratique une hypnose auditive depuis toujours avec uniquement le son de ma voix et seulement le son de ma voix, rien d'autre ! Nul besoin .

Seule la suggestion peut transformer toute idée en acte .

C'est un procédé purement psychique et non physiologique .

Notre cerveau cache en son sein , une zone qui permet d'accomplir quantités d'actes sans notre jugement par simple automatisme . Il suffit juste de savoir s'y adresser .

L'état de conscience est le seul régulateur .

Voilà pourquoi si vous supprimez cet état de conscience vous obtenez illico presto le somnambulisme par la seule suggestion de l'idée du sommeil. Ensuite

, viendront se greffer dessus les suggestions thérapeutiques et dès la première séance , pas besoin de préparation c'est du temps perdu et donc de l'argent !

Hypnose et adaptation :

La plupart des processus mentaux et l'hypnotisation en fait partie se répètent à partir d'un principe d'adaptation.
Le sujet est habitué séance après séance et devient facilement hypnotisable .
L'inclination de son intelligence vers l'habitude devient un réflexe chez lui comme chez tout le monde d'ailleurs , c'est bien connu en publicité ...
La simple mise en condition , physiquement et mentalement va engendrer l'idée directrice du sommeil par rappel du souvenir et provoquer l'hypnotisation aussi rapide qu'en pensée .

Le conscient et l'inconscient :

L'homme est complexe , la nature l'a fait bipolaire. Un coté chargé de penser , de faire... c'est le conscient et de l'autre celui qui opère dans l'ombre , c'est l'inconscient , le coordinateur du corps .
La séparation est abstraite et accompagnée par un gardien qui filtre les infos qui peuvent passer du conscient à l'inconscient .
Ce schéma est parfait lorsque tout fonctionne bien .
Mais dès qu'un problème surgit dans la vie de l'individu alors le corps va répondre à cette contrariété par un état anxieux , une insomnie ....
des manifestations générées par le stress .
Généralement , les ressources inconscientes vont permettre de faire taire ces tensions et restaurer un état de bien être .
Cependant avec les stress de la vie moderne , les contrariétés accumulées jour après jour , notre régulateur est débordé et la fatigue nous submerge .
Alors que peut l'hypnose ici ?
En plongeant la personne sous hypnose , nous allons nous adresser directement à son inconscient en shuntant le gardien et rétablir l'équilibre afin de maintenir ce bien être.

Hypnose et sommeil artificiel :

Nous passons un tiers de notre vie à dormir et rêver .
Le sommeil n'est rien d'autre qu'un besoin vital , celui de renouveler notre force nerveuse .

Durant cette période , la volonté est affaiblit mais n'a pas totalement disparu , elle nous fait vivre une autre vie bien différente de celle qu'on a en étant éveillé .

Certes nous ne dirigeons plus nos rêves , ils sont réactivés par un de nos sens pas complètement endormi ce qui provoque , le grand n'importe quoi que nous connaissons tous .

Sous le sommeil artificiel , c'est la même chose , mais là l'imaginaire est dirigé par l'hypnotiseur qui va le faire rêver selon sa volonté .

L'homme a ce besoin de vivre quelques minutes d'une façon plus intense , de passer du monde ordinaire au monde surnaturel et de s'éprouver dans le passage .

Il y a deux individus en chacun de nous , l'un qui sait , qui réfléchit et l'autre qui s'ignore et vit d'instinct .

L'hypnose et la mémoire :

L'hyper excitation de la mémoire du sujet hypnotisé n'est plus à démontrer , c'est un fait .

J'en veux pour preuve cette dame qui me récitait son planning du mois dernier sans aucune erreur comme si elle le lisait sur un prompteur mais qui était incapable de me dire une fois réveillée ce qu'elle avait mangé le week end dernier .

La mémoire de l'hypnotisé est très étendue bien plus que celle à l'état de veille .

Rien n'est jamais totalement oublié , par un simple rappel sous sommeil hypnotique , le souvenir réapparaît avec toute sa réalité .

La trace est toujours là , dans cette mémoire de conservation , ce qui manque c'est la force de l'évoquer .

La mise sous hypnose va donner cette force et exalter la mémoire de rappel .

Ainsi , on peut apprendre quantité de choses très diverses sous hypnose reste à ne pas oublier la suggestion de s'en rappeler au réveil .

Hypnose traditionnelle pour se relaxer :

J'insiste sur l'hypnose traditionnelle ici et non l'Ericksonniene car je ne la connais pas .

Mais l'hypnose n'est que suggestion et peu importe le nom que l'on met dessus cela reste toujours de l'hypnose , il n'existe pas une mais plusieurs techniques et toutes se valent !

Dans le champs de la détente , l'hypnose va apporter la concentration nécessaire pour accéder au point de relaxation .

Choisissez un endroit calme , isolé , fermez à clef la porte , téléphone éteint , etc... rien ne doit vous déranger durant ces trois minutes .

Il faut avoir l'esprit libre , étendez vous à votre aise , le corps parfaitement au repos , le regard sur l'écran .

J'ai fait cette petite vidéo (hypnose relaxation 2 par Philleray sur you tube) pour vous aider à vous relaxer gratuitement.

La relaxation pré hypnotique :

S'il était facile de s'adresser directement à notre inconscient qui nous gouverne tous , ça se saurait !
Pas besoin d'une hypnose, une simple parole et voilà , l'idée suggérée serait réalisée ... trop facile , notre esprit est beaucoup plus complexe .
Il existe à sa porte un fameux gardien "groom" qui est plus ou moins sévère selon l'éducation qu'on a reçu et présent chez chacun de nous . Pour l'amadouer nous avons recours à la relaxation , à une détente tranquille , pour concentrer toute l'énergie du sujet sur lui même .
Ce processus permet de déclencher un bien être régénérateur .
Ensuite viendra l'hypnose .

Hypnose et rêve :

Nous pouvons provoquer les rêves sous sommeil hypnotique afin de revive une émotion , une période de sa vie antérieure , de son enfance...
Les souvenirs ensevelis dans notre cerveau revivent en une seconde et deviennent images , fantastique cerveau !
Les personnes disparus , nous les revoyons , nous causons avec elles avec un sentiment de réalité .
Réalité toute relative pour notre cerveau , car lui le vit avec un fond de contrôle .
Notre organisme conserve toujours son identité , pas de panique , même lorsque notre conscience est distraite .
Bien que nous soyons endormis , notre personnalité fondamentale reste avec plus ou moins de force présente .
Sinon pourquoi serions nous surpris au réveil d'avoir fais un rêve bizarre ?
C'est bien qu'il reste en nous , ce fond de notre personnalité .

Hypnose et sommeil :

Le sommeil par suggestion auditive s'obtient en abaissant la force de la résistance cérébrale.
Il faut que la volonté morale de dormir soit là sinon c'est impossible .
Chez certaines personnes , nous serons donc en échec .
C'est avec l'image du sommeil que je l'endors .
Voilà comment je procède : " Regardez moi dans les yeux et écoutez que le son de ma voix , vous allez fixez mon index , concentrez vous sur mon index , vous avez confiance en moi , vous écoutez le son de ma voix et seulement le son de ma voix , le son de ma voix qui vous guide , dans quelques instants je vais fermer vos paupières et poser mon pouce et mon index dessus , vous allez vous concentrer sur la pression de mon pouce et mon index sur vos paupières et écouter le son de ma voix et seulement le son de ma voix , vous avez confiance en moi , vous vous concentrez sur la pression de mon pouce et

mon index sur vos paupières et maintenant elles se collent , elles sont fermées hermétiquement fermées , cadenacées , vous ne voulez plus les ouvrir , vous ne pouvez plus les ouvrir , elles sont collées , fermées , hermétiquement fermées , je vais compter jusqu'à trois et à trois votre tête va devenir lourde , très lourde , vous ne pourrez plus la porter , elle va tomber naturellement sur le coté , un , votre tête est lourde de plus en plus lourde , très lourde , deux , elle commence à tomber sur le coté , vous ne résistez plus , elle est trop lourde pour votre cou , trois , elle tombe naturellement sur le coté , vous êtes bien , merveilleusement bien dans cet état , vous écoutez toujours le son de ma voix et seulement le son de ma voix , le son de ma voix qui vous guide , vous avez confiance en moi , dans quelques instants vous allez dormir , vous êtes fatigués et plus je vais parler et plus vous allez dormir , dormir profondément ...

Hypnose en cabinet :

L'hypnose est un vieux concept , rien de mystérieux la dedans , d'ailleurs bon nombre d'écrits émanent de gens n'ayant jamais endormi quiconque , c'est que de la théorie rabâchée....
Vous parlez à l'âme de la personne qui est en face de vous , alors un maximum de respect !
Plusieurs techniques vous seront proposées en cabinet avec plus ou moins de réussite c'est directement liée à la personnalité de l'expérimentateur. Une chose est sure , la peur de parler sous sommeil hypnotique envahie tout le monde , c'est naturel , aussi pensez à bien rectifier cela et n'hésitez pas à lui répéter : « je ne vous demanderai pas de parler lorsque vous serez endormie » .

Après, comment faire , faites connaissance avec elle , fonctionnez à l'affectif , elle doit avoir confiance en vous , prenez l'ascendant sur elle   tranquillement , puis demandez lui de se mettre debout face à vous , fixez la personne comme dans les premiers billets , rivez votre regard dans le sien , impressionnez la !
Commencez les suggestions autoritairement cela est nécessaire dans la phase d'endormissement ; ce n'est pas comme dans les pratiques Ericksoniennes , beaucoup plus longues et plus douces me semble t-il ! L'intérêt étant d'induire le sommeil hypnotique rapidement pour ensuite suggestionner selon le thème . (relaxation , maigrir ...)

Hypnose et les impressions psychiques :

Nous savons que les excitations périphériques comme une pression sur les globes oculaires ou bien sur les zones hypnogènes vont créer une dissociation chez le sujet et amener un état d'hypnose .
Pour que cela marche , vous allez lui dire avant : "je vais vous hypnotiser ".
En effet , le simple fait de le lui dire engendra dans son imaginaire cette idée et nous savons que seule l'idée peut suffire .
C'est si vrai qu'il est possible d'hypnotiser quelqu'un à distance pourvu que vous l'ayez prévenu de l'heure exacte et du jour .

Il se prépara inconsciemment , à l'idée que l'hypnotiseur commence la séance à l'heure dite et l'impression psychique fera le reste du travail .

Hypnose et la force motrice :

Le magnétisme est une composante dans le processus d'hypnotisation .
La suggestion seule ne suffit pas .
Mais c'est quoi le magnétisme ?
Pour comprendre , plongeons nous dans l'infiniment petit , dans la composition de la matière .
La matière est maintenue grâce à des forces motrices .
Un ensemble est créé puis un autre etc....
Ces forces motrices forment le magnétisme .
Frottez vous les mains rapidement puis appliquez les sur le dos d'une personne et vous verrez la chaleur que vous dégagez .
Voila la démonstration est faite qu'il existe bien un vecteur entre vous et cette personne , c'est votre magnétisme.

Hypnose et conceptions théoriques :

Deux conceptions s'opposent en hypnose traditionnelle , le bradisme et le mesmérisme. Braid pensait que tout était dans la suggestion et rien d'autre .
Mesmer lui avait une autre explication des phénomènes hypnotiques , c'était dans le fluide magnétique de l'expérimentateur .
Le mélange des deux donnent une explication plus réaliste .
La suggestion seule ne va pas produire une conviction absolue chez la personne non il faut autre chose . Pour produire sur son esprit une conviction que rien ne pourra ébranler il faut le magnétisme .
La croyance du sujet au pouvoir magnétique de l'hypnotiste donnera lieu à la production de phénomènes étonnants ...
Voilà pourquoi j'insiste sur le regard absolument fixe et impressionnant que doit avoir tout hypnotiseur s'il veut être crédible dans l'esprit du sujet .

Hypnose et l'insuccès :

Le bien et le mal se trouve à coté dans toute chose , c'est la nature humaine qui est comme ça .
Les échecs en hypnose proviennent bien souvent du non respect de la

procédure .

Biensur déjà avoir le consentement du sujet corps et âme , c'est essentiel.

Il doit avoir confiance en vous sinon point d'abandon .

Le plus difficile ensuite outre le maintient d'une fixité ophtalmique c'est l'obtention chez le sujet d'une concentration absolue sur un objet banal ayant peu d'intérêt .

Vous devez user de vos dons de persuasions .

Ensuite , c'est l'isolement du monde extérieur , très difficile à obtenir car comme je vous l'ai exposé en amont , en voie d'hypnotisation les sens sont gonflés et l'ouïe aussi , à la moindre sonnerie de portable ,il se réveille.

Voilà un aperçu rapide des causes de l'insuccès en hypnose traditionnelle.

Hypnose et crédivité :

C'est essentiel sans quoi rien n'est possible non seulement dans l'hypnose mais aussi dans tous les domaines de la vie . C'est un sentiment inné de l'âme humaine . Croire à quelque chose sans vouloir de preuve à l'appui , sur parole , voila ce qu'est la crédivité . Éduquer un enfant sans cela serait complètement impossible , dans l'hypnose c'est la même chose , je vous affirme à l'état de veille que vous avez un peu de chocolat sur le bout du nez et instinctivement vous allez le frotter. Il reste en vous toujours cette crédivité plus ou moins importante selon votre éducation . Voir sans la vue parait impossible , croire sans elle , c'est pareil .Tout n'est pas rationnel , le cerveau humain nous réserve bien des surprises.   La suggestion va permettre d'augmenter cette crédivité . Ainsi le cerveau va accepter plus facilement telle ou telle suggestion et sans contrôle .

Hypnose et personnalité de l'hypnotiseur :

Broca a dit " on endort pas le sujet , il s'endort " .

Il faut pas prendre ça à la lettre car c'est nier la personnalité de l'opérateur dans le processus hypnotique .

C'est tout le contraire , la personnalité de l'hypnologue a son importance pour l'induction .

Lorsqu'il prend les mains nues de la personne dans ses mains et les serre c'est pour la mettre en confiance .

Il crée un lien fort , on endort certes mais d'une façon active et persuasive sinon rien ne passe !

Il faut absolument y mettre toutes les forces de son âme .

Voilà pourquoi l'opérateur doit être sur de lui et ne jamais douter en phase d'induction , c'est la condition sinéquanone pour réussir l'hypnotisation .

Hypnose et mémoire spinale :

Ici le cerveau n'intervient pas , tout se joue dans les cornes grises de la moelle , c'est l'automatisme spinal .
Plus de volonté , plus conscience , conditions idéales pour réaliser une hypnose ...
Si on vous chatouille la plante de votre pied , les mouvements réflexes que vous allez faire sont crées par l'acte réflexe spinal .
Pourquoi faire appel à la mémoire spinale plutôt qu'à la mémoire cérébrale?
Parfois elle a des ratés ce que la spinale n'a pas .
Un pianiste va oublier des phrases de sa composition musicale mais ses doigts vont le suppléer .
Il en va de même pour les gestes , les attitudes du corps , les mimiques qui sont toujours en rapport avec les sentiments .
La haine, l'orgueil, la malice , l'admiration , la colère ....font chez chacun de nous et à notre insu car inconscient , des contractures musculaires très bien décrites dans la série TV " lie to me " et par conséquence toujours les mêmes attitudes .
Reste à savoir les décrypter !

Hypnose et les différents courants :

L'hypnose est née en France au 19ème siècle .
L'opposition entre l'école de Paris et l'école de Nancy a donné naissance à l'hypnose d'aujourd'hui .
Tandis que Charcot appliquait cette technique sur les hystériques de la Salpêtrière , pour démontrer qu'il s'agissait d'une hystérie artificielle ; Gilles de la tourette démontrait qu'il n'en était rien , que ce phénomène pouvait être provoqué sur quasiment tout le monde et seule la suggestion en était la clé .
Freud lui même a pratiqué longtemps l'hypnose traditionnelle pour inventer une nouvelle technique qu'il nomma l'analyse des associations , c'est la psychanalyse d'aujourd'hui .
Nul besoin là d'endormir la personne , les associations d'idées faites par un tiers suffissent pour qu'il prenne conscience de ses troubles psychiques refoulés .
Mais ce n'est pas de l'hypnose pour moi , je rappelle que pour ouvrir la porte de l'inconscient d'une personne , il faut absolument passer par la phase somnambulique et donc l'endormir.
L'hypnotiseur d'aujourd'hui vient du spectacle et a une formation d'hypnose traditionnelle car ce n'est pas aussi simple qu'il n'y parait de percer tous les secrets , c'est un art !

Hypnose et la technique du 2 € :

Prenez une pièce de 2 euros , et demandez à votre partenaire de s'asseoir dans le fauteuil.
La position correcte est assise, la pièce dans la main gauche à 45 cm du corps et à hauteur de la ceinture .
La position doit être confortable .
A partir de ce moment , plus de mouvement autre que ceux des paupières , demandez d'une voix ferme à la personne de se concentrer exclusivement sur la partie argentée de cette pièce de monnaie , pas d'analyse rien d'autre que le regard et l'attention absolue sur cette partie. Attendre 15 minutes minimum , le terme de cette épreuve , c'est un jeu et rien plus .Si le sommeil arrive avant , laissez la s'y abandonner sinon approchez vous d'elle et retirez cette pièce de sa main Vous l'invitez à fermer les yeux puis vous commencez les manœuvres .Debout et en face d'elle vous lui prenez la main droite dans votre main gauche et vous serrez fortement l'espace entre l'hypothénar et le thénar . Le nerf médian du ligament annulaire doit être comprimé .En même temps avec votre droite vous appliquez durant 1 minute une légère friction du haut vers le bas sur ses paupières fermées, en pressant doucement la paupière supérieure sur l'inférieure .
Puis vous posez votre main droite sur sa tête , le pouce fortement appliqué sur la racine du nez tandis que la main gauche continue à comprimer le nerf .Vous lui faites sentir qu'elle est "entre vos mains ".
Là , annoncez lui qu'elle ne plus ouvrir les yeux , fermement .
Ensuite , passez aux suggestions de relaxation comme d'habitude avant les autres , c'est super important , la détente au maximum   d'abord .

Hypnose de scène :

Elle est très difficile à réaliser et demande un excellent relationnel avec le public.
Là , l'hypnotiseur doit travailler vite et ne pas avoir de phases d'attentes .
Pour cela , il va préparer les personnes avant le show .
Il repère deux ou trois personnes dans la fil d'attente et leur demande de participer au spectacle .
Après leur accord , il les hypnotise et leur laisse une post suggestion pour pouvoir les endormir d'un coup sur la scène .
Il les place devant la scène pour être les premières personnes à se présenter lors de l'appel .
Biensur , d'autres vont se présenter aussi , c'est pourquoi il fait le test de suggestibilité .
Ceux qui répondent bien au test , il les gardera et ils vont faire le show pour les autres ils retournent en salle .

Hypnose et idées fixes :

Freud a dit c'est grâce à l'inconscient que ces idées fixes gardent leurs forces .
Alors comment faire diminuer cette force ?
Les idées fixes sont stockées dans l'inconscient et s'expriment par la parole
souvent mais aussi par l'écriture .
Elles sont construites grâce à notre conscience .
Tout ce qui nous choque est refoulé dans l'inconscient , c'est comme ça et dans
la nuit nos rêves vont les détruire , fantastique cerveau !
Mais parfois , ça dérape un peu et c'est là qu'apparaissent ces fameuses idées
fixes .
La force est trop grande et elle va entraîner des désordres inconscients.
Comment , l'hypnose va minimiser de telles idées , c'est toujours à base de
suggestion puisqu'elles prennent leurs forces dans l'inconscient .
Lorsqu'elles entreront dans le champs de la conscience pendant la séance,
elles prendront à nouveau le chemin normal et disparaîtront.

Hypnose et technique :

La mise en état d'hypnose nécessite quand même une préparation mentale de
la personne mais aussi de l'opérateur .
Nous savons qu'il faut absolument l'acceptation du sujet sans quoi rien ne se
produira .
Ensuite l'état du système nerveux a son importance .
Pas de café ou d'alcool , rien dans l'estomac sinon l'échec est assuré .
La force nerveuse que le sujet doit concentrer sur une seule idée doit être au
maximum.
L'opérateur doit être concentré .
En ce qui concerne le lieu , pensez à favoriser le sommeil , donc un endroit
calme , chauffé , faiblement éclairé et ne tournez pas la personne vers le jour .
Rien ne doit distraire le sujet .
Pour commencer la phase d'induction lente , je vous conseille au début de lui
faire fixer un point sur le mur pendant un quinzaine de minutes .
Cette épreuve est chiante mais absolument nécessaire pour pouvoir poursuivre
le processus .
Le but étant de concentrer toute cette énergie mentale sur ce point et par la
même oublier tout ce qui l'entoure .
Lorsque vous obtiendrez la chute des paupières , affirmez lui d'une voix ferme
qu'elle ne peut plus ouvrir les yeux et commencez les suggestions vers la
détente , la relaxation puis les autres ...

Hypnose et pratique :

Nous savons que la fixité du regard sur une mire brillante va permettre d'induire chez la personne un état préparatoire à l'hypnotisme .
Mais cette fixité n'est pas suffisante pour provoquer le sommeil .
La deuxième étape est l'affirmation .
Pour être crédible , il faut être absolument sur de soi , avoir ce regard d'une fixité absolue et affirmer d'une voix forte .
Sinon , les impressions mentales formulées ne pourront pas se déposées dans l'inconscient du sujet .
Alors quelles sont les pratiques possibles ?
Nous pouvons créer l'illusion des sens , la catalepsie , la surexcitation ou anéantissement de la sensibilité , la stimulation des fonctions intellectuelles et sécrétoires .
Voila , un éventail possible du pouvoir de la suggestion .

Hypnose et la force nerveuse :

Toutes les sensations forment le stimulant nécessaire au bon fonctionnement du système nerveux.
Cette force nerveuse est présente dans le sommeil qu'il fut ordinaire ou hypnotique la seule différence réside au réveil .
La personne ne peut pas se souvenir de la séance d'hypnose car cette force est larguée d'un coup et la personne revenue à elle n'a pas le temps de les ressaisir dans sa mémoire . Alors que dans le sommeil ordinaire , celle -ci est progressivement larguée et ainsi on se souvient tous au réveil , lorsqu'on a bien dormi de la fin au moins du sommeil .
Lorsque vous avez une activité cérébrale intense et c'est le cas pour beaucoup , la diffusion de cette force nerveuse vous empêche à coup sur de dormir .
Alors comment faire ?
Il va suffire de faire chuter cette force nerveuse en isolant votre pensée sur une seule idée .
On ne peut jamais totalement suspendre notre pensée mais on peut la réduire à un minimum .
Il faut la soumettre à une excitation simple , homogène et continue .
Voilà pourquoi j'utilise la spirale dans mes vidéos , je réduis à un simple point toutes pensées .
Cette force nerveuse accumulée ainsi va permettre de poursuivre l'hypnotisation.

Hypnose et fluide :

L'hypnose traditionnelle est utilisée de nos jours pour nous relaxer , pour nous détendre , pour provoquer un sommeil réparateur .

Alors comment y parvenir ?

Vous avez des cd , DVD , vidéos , c'est pas mal mais rien ne vaut le visuel ou l'auditif en direct .

La suggestion ou devrai je dire, l'autosuggestion est efficace pour traverser le premier degré et accéder au deuxième , c'est pourquoi certains dorment avec la vidéo .

Braid au 19 siècle pensait que tout cela était purement subjectif .

Il avait en partie raison , la suggestion est impérative mais pas seulement , il y a aussi le " pouvoir magnétique " de l'hypnotiseur .

Sinon comment expliquer qu'on appelait un magnétiseur à cette époque pour ferrer les chevaux sans violence , il fixait fortement l'animal , il l'endormait et sans aucune parole , n'est ce pas là l'expression d'un fluide vital , objectivé .

Hypnose et les stades du sommeil :

Le sommeil est absolument nécessaire lorsqu'on veut effectuer une catalepsie chez un sujet .

En effet le pont humain , très spectaculaire , qui ne permet pas de douter de la réalité du phénomène de l'hypnotisme car aucune personne même très entraînée ne pourra jamais reproduire ça , c'est impossible ! Les lois de la physiologie humaine hors hypnotisme ne le permettent pas .

Mais faut il vraiment que le sujet dorme pour entrer en sommeil hypnotique ?

Eh bien non , ce n'est pas obligatoire , l'état dans lequel on plonge le sujet par suggestion verbale et mentale reste juste l'état de suggestibilité .

Autrement dit , si je ne lui demande pas de dormir , il ne dormira pas!

Cependant , bon nombres de suggestions sont réalisables dès les premiers stades car je le rappelle toute idée suggérée sous état hypnotique , notre cerveau s'empresse de la réaliser en acte .

Nul besoin d'endormir plus les sujets , les résultats seront là .

Hypnose et onychophagie :

Qui n'a pas un(e) collègue qui ne peut s'empêcher de se ronger les ongles ! C'est très courant , c'est douloureux , c'est moche et rien ne marche pour stopper ça !

La cause est psychique , anxiété , surmenage ...

Peu importe , car en hypnose , nous voulons un résultat, forcer le comportement déviant à reprendre sa vrai place et au diable la cause, de toute manière lorsque les ongles repousseront normalement, elle disparaîtra tout naturellement donc" no problem !"

C'est le cas d' Isabelle , qui m'a appelé et en une séance , ses ongles ont repoussés progressivement sans aucun problème .

La suggestion que j'ai utilisé a été : " à chaque fois que tenterez de ronger vos ongles , vous aurez un goût désagréable dans la bouche , une odeur d'égout ,

une envie de vomir et ce de plus en plus chaque jours qui passe ..."
Voilà un cas concret qui illustre bien le pouvoir de la suggestion et qui est vérifiable .

Hypnose et la catalepsie :

Voilà , un domaine en hypnose traditionnelle très spectaculaire , qui fait bien le show .
Mais voyons,comment c'est possible ?
Concentrez toute l'attention de la personne choisie sur une seule idée , celle de dormir , faites lui fixer vos yeux en même temps et faites votre hypnose .
Le magnétisme est un phénomène naturel , il n'y a pas de mystère la dedans !
La fixation du regard va amener chez elle l'immobilisation , le sommeil puis l'isolement total du monde extérieur , un arrêt de la pensée sur cette seule idée , dormir .
L'arrêt de la pensée c'est là le secret , en effet la personne sous influence hypnotique ne peut pas passer d'une idée à une autre sans que l'opérateur le lui suggère . Cela lui est impossible .
C'est comme ça qu'on obtient la fameuse catalepsie suggestive .
L'idée ici retenue est : " raide comme du bois , votre corps est dur complètement dur , comme une statue ..." voilà pourquoi elle est raide comme une barre d'acier et étendue entre deux chaises , elle est restée sur cette seule idée et ne passera pas à une autre avant que l'hypnotiseur le lui demande .

Hypnose et suggestion post hypnotique :

C'est une suggestion faite durant l'hypnose et à effet différé .
L'exécution de l'ordre est reportée à plus tard .
L'état hypnotique rend la personne très réceptive à toutes les suggestions faites par l'hypnotiseur .
Voilà comment on fait , durant le sommeil , on lui demande d'agir de telle ou telle façon dès qu'elle entendra un claquement de doigts .
Elle revient ensuite à l'état de veille et au signal prévu , instantanément elle dort , comme c'était prévu !

Hypnose pour maigrir :

Tout mouvement est du à un principe mental , pour arriver à se bouger , il faut déjà le vouloir vraiment.

Mais on peut agir sur le second levier avec l'hypnose , réduire les apports alimentaires .

On sait que tout ce qui nous entoure n'existe que par notre imagination , qu'à travers la représentation que l'on en a .

C'est notre pensée , notre "moi" pensant qui donne toute la réalité .

Et, c'est par l'imagination qu'on amène une personne sous hypnose , rien de plus !

Créer une impression mentale , ici par la vidéo , suffit pour induire un changement de comportement . Voilà une vidéo que j'ai faite pour maigrir avec l'hypnose que vous retrouverez sur Youtube « hypnose pour maigrir par philleray » .

Hypnose et ses représentations :

Malheureusement, nous avons encore de nos jours cette représentation fausse et arrogante d'une hypnose médicale qui parasite notre art .

L'hypnose moderne n'est ni médicale ni magnétisme, elle est loin de l'attrait du spectaculaire qui jadis l'a discréditée , loin des théories de Charcot qui n'a jamais hypnotisé un sujet .

Elle n'est toujours pas enseignée en faculté et donc par conséquence , aucun diplôme n'est reconnu par l'état .

Nul besoin d'être médecin pour en comprendre les mécanismes , c'est une discipline à part entière qui s'apprend en se documentant sur le sujet , en lisant, en pratiquant . Tout le monde peut apprendre l'hypnose !

L'hypnose actuelle s'ouvre vers d'autres voies , celles du bien être , de la relaxation , du coaching mental ...

Hypnose et somnambulisme :

Tout vient de l'imagination de la personne qu'on hypnotise , on l'emmène faire un rêve ...

C'est un simple jeu , c'est un sommeil d'ordre mental qui est amené par la fixation continu d'un point banal sans intérêt .

De même que nous sourions lorsqu'une personne sourit en face de nous , que nous baillons lorsqu'une autre baille devant nous , tout n'est qu'imitation , un processus mental et animal.

Si vous tracez à la craie blanche , une ligne droite sur le sol et que vous tenez fermement le bec d'un coq pointé sur cette ligne blanche , il va dormir du même sommeil et vous pourrez le mettre sur le dos sans problème .

Ce sommeil obtenu ouvre une porte sur l'inconscient et permet d'y déposer des suggestions pour se relaxer , pour augmenter la confiance en soi , préparer un examen ...

Hypnose et les signes physiques :

S'il est facile de reconnaître les signes physiques d'une personne éveillée , il est aussi aisé de voir si elle est endormie d'une manière somnambulique .
Le premier , c'est la déglutition .
Lors de l'induction , vous avez la personne face à vous et au bout d'une minute environ , elle déglutit , cela signe l'entrée en hypnose .
Ensuite , lors de l'occlusion des yeux , toujours pendant la phase d'induction hypnotique , si on soulève les paupières on voit des yeux révulsés .
Puis en période somnambulique , la personne est totalement endormie, les réflexes tendineux s'atténuent .
Si on poursuit vers l'état cataleptique alors plus aucun réflexes tendineux n'existe ce qui prouve l'existence du phénomène car personne ne peut consciemment les stopper .

Hypnose et conception théorique de la suggestion :

Nous savons maintenant que les phénomènes obtenus par l'hypnotisation viennent tous d'une simple suggestion .
Mais , c'est quoi la suggestion ici ?
C'est une idée suggérée et acceptée par le cerveau qui la transforme immédiatement en acte .
On a là , un état complètement différent de l'état normal .
A l'état de veille , on fait seulement ce qu'on veut .
Nous n'obéissons qu'à nos propres suggestions .
C'est en parti vrai mais ce n'est pas absolu !
En effet , beaucoup d'actes se font par automatisme , sans notre volonté , notre conscience .
Si je prend l'exemple du chatouillement , il ne passe pas par le cerveau et pourtant le réflexe est là !
Dans la suggestion , on a le même mécanisme .
Nous ouvrons un lien avec l'inconscient du sujet et par ce biais , nous montons une passerelle solide qui va permettre par la simple parole d'activer cette fameuse idée en acte sans le contrôle du cerveau .

Hypnose et imagination :

La perte de conscience , l'affaiblissement du système nerveux provoqués par l'induction hypnotique va permettre de diriger l'imagination du sujet .

Il va lui être impossible de créer une idée et de la colorer avec son imagination .
C'est un peu comme s'il laissait sa pensée sous la conduite de l'hypnotiseur.
De cette manière , c'est très facile de provoquer chez lui toutes les idées, les sensations qu'on lui rappelle avec moult détails ce qui va rendre encore plus vrai les images du rêve qu'il est entrain de vivre .

Hypnose et impuissance réactive :

On me demande souvent pourquoi sous hypnose on obéit ?
C'est exactement le même processus qu'on peut observer dans le sommeil ordinaire .
Le dormeur est éternellement dupe de ses rêves .
Il prend tout ce qui vient aux yeux de son esprit pour des réalités objectives .
L'hypnotisé ayant subit un affaiblissement de son système nerveux se retrouve sans puissance réactive , son intelligence laisse passer les suggestions venues du dehors et les prend pour siennes .
Il livre tout à son imagination qui hallucine son intelligence .
C'est un dormeur éveillé .

Hypnose et volonté de l'hypnotiseur :

L'hypnotisation amène un état d'affaiblissement du système nerveux .
L'hypnotisé ne réagit pas face aux stimulations et sensations externes .
Il est en quelque sorte absent de la réalité .
Si vous lui dites : " vous ne pouvez plus ouvrir votre main gauche " et que vous lui répétez plusieurs fois cette suggestion alors cette simple parole va se porter directement à son esprit .
Il va l'interpréter comme venant d'une sorte d'intuition .
Vraiment, l'hypnotisé croit tout , c'est tout le charme de cet art .
Cette simple pensée s'empare de son esprit d'abord mentalement puis physiquement .
Il va avoir d'abord la sensation de ne plus pouvoir l'ouvrir puis réellement ne plus réussir à ouvrir sa main gauche .
Ce n'est pas la volonté de l'hypnotiseur qui produit ce phénomène mais plutôt la tyrannie de l'idée qui lui est communiquée et à laquelle il ne peut faire face , c'est plus fort que lui .
L'idée se transforme instantanément en acte , c'est ça l'hypnose .

Hypnose et secret d 'hypnotiseur :

Placez la personne assise en face de vous légèrement plus basse de manière qu'elle fixe vos yeux en regardant vers le haut .
Prenez ensuite ses pouces dans vos mains , face contre face et attendez qu'ils chauffent .
Encadrez la personne avec vos genoux et vos pieds , collés.
Là , vous avez la forme maintenant passez au fond .
Demandez lui de fixer vos yeux fortement et de s'abandonner .
Gardez cette position durant quatre à cinq minutes , les premiers effets de l'hypnotisme vont apparaître .
Surveillez les pupilles de la personne , elles vont diminuer puis s'agrandir en diamètre pour enfin se dilater totalement .
Seulement là , demandez lui de fermer ses yeux et affirmez lui d'une voix ferme , qu'elle ne peut plus les ouvrir !
Ici commence les suggestions vers une relaxation pleine et profonde .

Hypnose sociale :

Nul besoin d'un puissant anesthésique pour faire d'un individu un automate !
Il faut juste le plonger au milieu d'une foule .
L'âme de la foule domine totalement la personnalité de l'individu. Sa raison disparaît avec sa conscience ce qui va le pousser à imiter l'autre et ici commence l'escalade vers des déchaînements très primaires , violence , sentiment de toute puissance . La contagion arrive rapidement puis ce sont les suggestions .
Car dans cette foule , nous avons une majorité d'inhibés mais quelques uns, sûrement les plus intelligents gardent leur maîtrise , ce sont les meneurs.
Là , ils réalisent une véritable hypnose sur la foule à base de suggestions souvent à leur insu !

Hypnose et sommeil profond :

Plonger dans un sommeil profond , la personne va retomber directement dans une période , un mode de fonctionnement sans échec la période végétative et fonctionnelle . Là , il n'existe aucune conscience !
Elle perd totalement la conscience de ses actes , elle ne sait plus ce qu'elle fait
.

Si nous lui évoquons une image , une idée , durant cette période alors son instinct va dominer son intelligence et elle va obéir en rêve à toutes les suggestions qui ne heurtent évidemment pas sa morale .
On peut dire que son instinct l'entraîne et que son intelligence la conduit .

C'est ainsi que toute idée émise pourra se transformer en acte à son réveil .
Fantastique cerveau !

Hypnose et transmission de pensée :

Nous savons que le sujet hypnotisé garde un sens "open" , l'ouïe.
L'hypnotisé acquiert une hyper acuité auditive durant toute la séance.
C'est d'ailleurs grâce à ce phénomène qu'on reste en relation avec lui et qu'on
le suggestionne . Il n'entend que la voix de son hypnotiseur .
Ainsi , le plus léger bruit , chuchotement , va parvenir à ses oreilles et se
transformer en acte .
Je me positionne derrière lui , je traîne mon pied légèrement sur la gauche , il
va l'entendre et va donner la bonne info ... c'est comme cela qu'on transmet la
pensée sur scène , magique !
L'illusion est réelle pour le spectateur .

Hypnose et sondage :

Merci à la radio Rmc de s' intéressée à l'hypnose .
Jean jacques Bourdin a demandé dans son émission du matin aux auditeurs
s'ils y croyaient !
Il y a 10 millions de Français qui ont recourt à l'hypnose ou aux guérisseurs
chaque année .
Les séances sont pratiquées en cabinet , les tarifs sont libres et varient selon
les praticiens (30€ jusqu'à 240€ la séance) , ce n'est pas remboursé par la
sécurité sociale .
Et parfois , il en faut plusieurs ...
Les résultats sont aussi très variable d'une personne à l'autre .
Néanmoins pour être sur d'avoir de bonne chance de réussir à traiter votre
soucis par l'hypnose , deux facteurs devront être réunis .
En effet , la simple technique ne suffit pas , ce serai trop simple , il faut
absolument que vous reconnaissiez à votre praticien la capacité de pouvoir
vous endormir .
Le second est tout simplement l'abandon complet et une confiance totale ,
sans ces deux éléments , point d'hypnose possible !
Le sondage de ce matin a donné 56% de oui .

Hypnose et insuccès :

Les différents moyens pour obtenir le sommeil nerveux reposent tous sur la
fixité des yeux sur un point et un esprit attaché à une seule idée.
L'œil mental et visuel concentré sur un point va induire une fatigue des
paupières puis une fatigue générale .
L'association de la fixité visuelle et l'attachement de l'esprit à la seule voix de
l'hypnotiseur voulant l'endormir va suffire dans bon nombre de cas à

provoquer les phénomènes hypnotiques .

Mais auparavant les conditions primaires et impérieuses devront être respectées
.

Car en effet les difficultés se trouvent essentiellement dans la manière
d'amener le sujet à se concentrer sur une seule idée , de l'amener à se
détacher de son environnement et d'avoir un silence complet .

Lorsque vous avez réglé cela , 50% du travail est fait .

Le reste consiste à approfondir la transe hypnotique vers un sommeil profond .

Hypnose et suractivité :

Nous ne savons pas encore tout sur les effets de l'hypnotisme sur le sujet .

On note cependant que l'hypnotisme va développer le sens visuel du sujet tant
dans la profondeur de son champ visuel qui va doublé mais aussi dans son
acuité visuelle .

L'odorat n'est pas en reste non plus car si vous lui caché un morceau de
fromage dans la pièce , il le retrouve facilement et les yeux fermés .

Le domaine le plus surprenant à mon avis est l'hyper acuité de l'ouïe .

En effet , elle est tellement fine que la conversation de l'étage du dessous sera
entendue comme si elle était à coté d'elle , vraiment impressionnant !

On peut noter une meilleure mémoire durant la phase hypnotique avec moult
détails dans le rêve somnambulique .

Et , en ce qui concerne l'état intellectuel du sujet hypnotisé , de sa raison , de
son jugement on peut dire qu'il se laisse manier aisément sans résistance ,
avec docilité .

Je pense qu'il existe un moi somnambulique .

Cela expliquerai que certains sujets répondent très bien et rapidement aux
suggestions et d'autres ne sont que très peu réceptifs .

Hypnose et pratique :

Plus vous pratiquez l'hypnotisation plus vous deviendrez accessible à la
suggestion .

C'est grâce à l'association des idées et par l'habitude que vous serez plus
susceptible d'être affectés entièrement par l'imagination .

Vous serez sur qu'il y a quelque chose qui vous affecte et c'est cela , même si
vous ne le voyez pas qui va produire tout le processus hypnotique .

Alors , prenez le temps d'expliquer à la personne ce que vous allez faire ,
comment vous allez vous y prendre et soyez convainquant !

Le meilleur hypnotiseur s'exercera en vain si la personne ne s'y attend pas ou si elle ne s'y prête pas corps et âme .

Réceptivité dans l'hypnose :

Notre cerveau fonctionne un peu comme une radio il émet des ondes .
Si vous avez la même longueur d'onde que l'hypnotiseur , c'est sur vous êtes hypnotisable .
Et , le test de la chute en arrière va le démontrer .
Vous serez irrésistiblement attirés en arrière comme par une force invisible ...
L'attraction est l'un des phénomènes les plus remarquables de l'hypnotisme .
En effet , l'âme est douée d'une force qu'on peut diriger par la seule volonté .
Mais si vous fonctionnez avec une autre longueur d'onde , ce ne sera pas pour autant impossible de vous hypnotiser ; il faudra juste un peu plus de temps pour vous synchroniser avec l'hypnotiseur .

Hypnose et résultat :

Il est très facile de diriger les pensées d'une personne sous état hypnotique .
C'est grâce au principe de la suggestion (verbale et mentale) qui est basé sur la saturation de l'esprit par une seule idée dominante que l'on peut faire basculer l'esprit d'une personne vers ce qu'on attend d'elle .
Vous l'infusez doucement avec force et assurance et la simple attente du résultat suffira bien souvent par l'amener .
L'hypnotisme n'est en rien de la magie , juste une technique qui s'apprend .
La suggestion ainsi implantée dans l'inconscient du sujet fera son travail tranquillement pendant la nuit suivante .

Hypnose et suggestibilité :

L'hypnose traditionnelle n'est que suggestion .
Oui c'est un fait .
Pas d'hypnose sans elle .
Mais cela ne veut pas dire que c'est suffisant !
Si je vous dis :" vous êtes fort , vous êtes forte etc...".
Il ne se passera rien .
L'idée ici transmise au cerveau ne se réalisera pas !
En effet c'est plus compliqué que cela car s'il suffisait seulement d'affirmer pour avoir le résultat ça se saurait !
Non , la suggestibilité d'un individu ne se mesure pas encore mais on peut en avoir une idée à l'aide d'un test réalisé avant l'induction . Si vous répondez bien

, vous avez de grande chance de vivre l'hypnotisation.

Pour les autres rien n'est perdu , il faudra juste faire confiance aux capacités de votre hypnotiseur à développer votre suggestibilité , c'est un autre chantier !

Hypnose et lien vers l'inconscient :

Un cerveau est désarmé devant tout ce qui perturbe son bon fonctionnement .
Cela peut être d'ordre physiologique mais aussi psychologique !
C'est le ressort qu'on utilise en hypnose .
On cherche toujours à diminuer la puissance de résistance de l'individu afin de le faire plier devant nos suggestions .
Mais comment perturber psychologiquement son cerveau ?
Notre raison nous parait toute puissante , elle ne l'est pas !
Bon nombre de nos actes nous sont dictés par notre inconscient.
Accepter une pensée , un acte sans y réfléchir c'est déjà se livrer à notre inconscient .
En hypnose nous recherchons ce moment pour y placer nos suggestions.
La perturbation psychologique se trouve dans l'exercice inhabituel de fixer fortement un point en écoutant la voix monotone de l'hypnotiseur .
L'état de transe hypnotique arrive rapidement , le lien est établi et nos pouvons ainsi passer la suggestion à l'inconscient de l'individu qui va la transformer en acte instantanément comme si elle venait de son instinct , c'est magique !

Hypnose et dangers :

L'hypnotisme n'est pas un état dangereux car sinon nous serions tous en danger .
Le matin lorsqu'on se réveille et le soir lorsqu'on s'endort , nous passons tous par cet état de flottement , de coton , de transition , c'est cela qu'on nomme l'état hypnotique , rien de plus .
Pas besoin de grandes théories pour l'expliquer nous le connaissons tous ; non la seule chose qui diffère c'est le moyen de le faire naître artificiellement !
C'est le rôle de l'hypnotiseur et c'est un vrai métier qui s'apprend .

Hypnose et charlatanisme :

Voilà une nouvelle hypnose qui arrive l'hypnocoaching dans les entreprises !
Quelle est cette affaire ?
Si on vous propose des séances généralistes , sans adhésions réelles des participants , sans aucun entretien préalable avec chaque personne pour tester sa réceptivité à l'hypnose car elle se mesure ; vous êtes en présence d'un charlatan qui n'a jamais hypnotisé quelqu'un !   La parole ne suffit pas , ce serai trop facile , c'est bien autre chose l'hypnotisme .
Un conseil demandez lui une vidéo d'une démonstration d'une catalepsie ou

d'un extrait de son spectacle ou d'une séance et vous serez fixés sur ses capacités !
Comme partout , l'hypnotisme n'échappe pas aux charlatans , malheureusement !

Hypnose et excitations :

Le cerveau est divisé en zones d'activité .
Il est possible grâce à l'hypnotisme d'exciter une zone en touchant des points précis du crane et vice versa .
Ces pressions doivent être faites pendant la période somnambulique .
Une pression à la racine du nez va engendrer un rire , une gaieté , une autre derrière l'oreille va donner de la colère ...
Plus forte sera l'excitation , plus les manifestations seront nettes !
La passion par exemple est excitée par l'ouïe .
Voilà pourquoi la musique , qui est une vraie hypnose , va donner de vrais passionnés !

Hypnose et aptitude :

Tout le monde est hypnotisable .
Seulement pour certains cela prendra plus de temps .
Alors comment reconnaître les plus réceptifs et les plus facile à hypnotiser pour débuter ?
Vous avez forcément autour de vous des personnes qui parlent durant leur sommeil .
Ces personnes sont très faciles à hypnotiser car déjà prédisposées à obéir aux suggestions .
L'hypnotisme n'est qu'une promenade dans un rêve , le même que dans le sommeil ordinaire .
Le seul changement , c'est qu'on l' induit !

Hypnose et sommeil :

Le sommeil hypnotique est de même nature que le sommeil ordinaire .
Il est physiologique , notre cerveau active une fonction normale grâce à la suggestion .
Il n'est ni psychologique ni pathologique , juste naturel ; c'est un état complètement normal et vital .
On peut le diviser en deux parties : un sommeil léger et un sommeil profond .
En thérapeutique , le léger va suffire bien souvent pour avoir des résultats positifs mais lors d'un spectacle , il faudra obtenir un sommeil profond avec une amnésie complète au réveil , qui signera cet état .
L'homme est fait de deux substances , l'une matérielle , le corps et l'autre spirituelle , l'âme .
L'amnésie totale au réveil prouve qu'on est en relation avec son âme et non avec son imagination car on peut avoir la mémoire sans l'imagination mais jamais l'imagination sans mémoire .

Hypnose et suggestion intra-hypnotique :

Suggestionner quelqu'un c'est lui inspirer une idée .
Celle-ci n'est pas encore présente à son esprit , elle vient doucement ...
Si, elle vient toute seule alors c'est de l'auto suggestion , l'idée arrive souvent par association avec d'autres idées ...
Mais dans le cas de l'hypnose , l'idée est implantée avec force et rapidité .
L'idée du sommeil fait partie intégrale de la suggestion intra-hypnotique .
En hypnose tout n'est que suggestion et l'idée du sommeil en est une aussi !

Hypnose et autosuggestion :

Suggestionner une personne est plus facile dans la pratique que de s'autosuggestionner .
Il faut une concentration absolue pour tester ses propres suggestions .
Vérifiez votre réceptivité à l'hypnose avec cette technique ! elle est hyper simple ; nul besoin d'une tiers personne là .
Placez vous dans un endroit calme , peu éclairé et fermez les yeux !
Imaginez derrière vous une bille brillante à 1 m de votre dos pendue à un fil , vous devez la voir parfaitement nette !
Maintenant concentrez vous sur cette bille , concentrez vous encore ...vous êtes attirés en arrière , irrésistiblement attirés en arrière comme par une force invisible et vous tombez en arrière !
Si vous êtes tombés alors vous êtes un bon sujet à l'hypnose sinon recommencez , ça va le faire , je vous l'assure !

Hypnose et hétéro relaxation :

La relaxation est indispensable si on veut durer ...
Pouvoir se relâcher à volonté est un gage de réussite .
Une quantité de travail est abattue et ce , sans dopage toxique .
La relaxation va faire baisser les tensions nerveuses qui nous épuisent puis va rétablir une plus grande confiance en soi et ainsi faciliter la concentration , la mémoire .
En période de crise c'est super important pour agir avec sang froid et détachement .
Alors bonne relaxation à tous !

Je laisse le lien vers la vidéo sur youtube « hypnose relaxation 2 Philleray » .

Hypnose et la forme :

Dans l'hypnose traditionnelle , on doit hypnotiser le sujet rapidement et le meilleur moyen c'est par le regard qui doit " pétrifier " .
Alors comment peut on s'y prendre ?
Le regard qui glace l'individu , qui l'empêche de rire , qui le met de suite en mode crédivité voilà ce qu'on cherche à obtenir .
Pour cela je conseille aux aspirants hypnotiseurs de se mettre devant un miroir et de se regarder sans ciller le plus longtemps possible .Les suggestions doivent toujours être simples et comprises du sujet.
Après , on doit modifier son état , le meilleur moyen c'est l'affirmation.
Par exemple , lorsque je dis : " vos paupières sont collées ..." je le dis en l'imaginant fortement .
De cette manière , mon visage , mon attitude , mon maintien , le ton de ma voix , ajoutent plus de force à la suggestion et rien ne se dresse plus entre l'idée suggérée et sa réalisation .

Hypnose et Messmer sur NRJ :

Voilà un bon exemple d'un hypnotiseur réputé au Québec , avec un grand talent qui s'est fait piégé faute d'avoir négligé la phase essentielle en hypnose , l'hypotaxique .
On voit Messmer sur de lui , ne doutant pas , comme d'habitude mais là il est face à Cauet et c'est un " farceur ", il joue le coquin , compose et le déstabilise .

Il est sur aussi que son accent ne l'aide pas non plus pour la phase de relaxation indispensable avant toute mise en hypnose .

Il faut s'assurer que la personne se relaxe de plus en plus et de mieux en mieux et s'en assurer visuellement avant de la plonger en sommeil profond. Il est allé trop vite et l'échec aussi !

Hypnose et cerveau :

Le cerveau exerce une influence énorme sur toutes les fonctions végétatives à l'état normal .

Et , sur le sujet hypnotisé , c'est encore plus frappant .

Contrairement à ce que pensent certaines personnes , le cerveau de l'hypnotisé n'est pas devenu une simple machine inconsciente , incapable de raisonnement et de jugement.

Non, donner un tel pouvoir à l'hypnotiseur n'est qu'une connerie .

Le cerveau ainsi modifié grâce à l' impulsion première qui est la suggestion est doué d'un raisonnement logique et très développé .

Il va fonctionner avec beaucoup de régularité et de précision et va résoudre bon nombre de bugs nullement perçus à l'état de veille .

Hypnose et régressions :

Voilà un domaine ou l'hypnose amène un résultat surprenant .

La régression ou ce voyage dans le passé de l'individu pour qu'il retrouve et vit ces souvenirs comme si c'était en ce moment , sera possible seulement en sommeil profond .

Cette suggestion sera faite après la phase de détente .

J'utilise la forme décroissante : " maintenant , vous avez dix ans , voyez autour de vous , vos camarades de classe , écoutez les bruits , regardez le professeur ...." etc pour redescendre de plus en plus .

Je laisse vivre les émotions associées , elles sont souvent salvatrices .

Hypnose et lucidité :

Voilà un domaine en hypnose qui est rarement abordé .
On sait que le sujet hypnotisé , mis en catalepsie va parfois avoir une lucidité accrue ! il devine des faits passés et futurs parfois !
En effet le somnambulique a cette vision mais est que c'est vraiment possible avec nos lois ordinaires de comprendre et d'expliquer cela ?
Si on considère que ce que nous voyons n'est pas du présent mais du passé très proche alors c'est peut être possible !
Nous savons que l'œil voit un objet grâce à la lumière , cette transmission n'est donc pas instantanée car la vitesse de la lumière met environ huit minutes à venir du soleil .
Autrement dit , lorsque vous regardez une étoile , vous la voyez mais elle est déjà éteinte .
Le présent est en fait du passé .
Le somnambulique voit avec autre chose que les yeux et beaucoup plus rapidement car ses paupières sont closes .
Les lois ordinaires ne peuvent pas encore l'expliquer et cela reste dans le domaine du merveilleux et c'est bien comme cela !

Hypnose et sommeil d'art :

Le sommeil est nécessaire pour récupérer un peu , chaque jour , des efforts de la veille ...
La différence entre sommeil naturel et sommeil d'art se trouve dans le pourquoi et non dans la nature !
Le sujet hypnotisé , dort pour être utile à lui même ou à l'autre alors que le dormeur naturel , lui dort par habitude .
Voilà la grande différence qui existe entre les deux car au fond c'est le même sommeil .
Si vous êtes somnambule alors vous êtes sûrement un très bon sujet pour vivre le sommeil lucide et je vous y encourage .
En hypnose traditionnelle , on développe une capacité existante chez la personne mais si elle n'existe pas , nul besoin de s'acharner !
Voilà pourquoi le test de la chute en arrière fait avant chaque séance et qui signe cette réceptivité ou non prend toute son importance .

Hypnose et fonctionnement cérébral :

Tout le fonctionnement cérébral repose sur les réflexes conditionnés .
Le conditionnement lui repose sur la mémoire .
Voilà sur quoi on doit axer toutes nos suggestions .
Les possibilités du cerveau sont immenses .
La simple évocation d'une image par l'imagination ou d'un mot voire même d'une idée va déclencher tout un conditionnement et ce sans stimulation externe .

C'est donc une activation purement cérébrale .
La suggestion faite ainsi , va tourner dans les voies neuroniques de l'individu pour activer les fameux réflexes conditionnés .
Finalement , la suggestion verbale va engendrer un réflexe existant et c'est ces voies qu'on utilise , rien de plus !

Hypnose et cheveux :

L'hypnose est un agent curatif naturel qui va assurer une marche harmonieuse de votre corps tant du point de vue physique que mental .
Oui, mentalement , il est possible d'agir sur les émonctoires .
Mais avant , voyons quels sont les rapports entre le conscient et l'inconscient ?
Voir plus clair dans l'inconscient grâce au conscient .
La chute des cheveux est due à des troubles fonctionnels d'origine nerveuses .
Nul besoin de couper les cheveux très courts pour espérer qu'ils repoussent sains et beaux , c'est pas comme cela que ça fonctionne .
Les cheveux ne sont pas du gazon ...
la repousse ne se fait pas par la pointe !
L'hypnose , ici va engendrer une repousse naturelle en corrigeant le déséquilibre d'origine sympathique .
Le cheveu mort tombe mais dessous existe un autre avec sa racine qui ne demande qu'à recevoir l'ordre de repousse .
C'est là , grâce à la suggestion de repousse via l'état somnambulique que le nouveau cheveu va pousser sans aucun produit miracle !

Hypnose et sommeil d'art :

Le sommeil d'art est provoqué par une propriété naturelle du cerveau la suggestion .
Lorsqu'on s'adresse à l'inconscient , on s'adresse à l'âme de la personne .
Il vous est arrivé sûrement de ressentir l'effet réel d'une chose sans y attribuer une cause réelle ; ce n'est pas votre imagination qui produit ça , c'est autre chose !

Hypnose et fluide :

Autrefois , deux théories s'affrontaient , les fluidistes et les animistes .
Les uns prônaient l'existence d'un fluide pour endormir et les autres affirmaient que tout se passait seulement dans l'imagination du sujet.
Je pense que tout vient du sujet et se déroule dans son imaginaire , rien de plus .
Mesmer nous a mis la manivelle dans la main reste a nous ,de la faire tourner le plus vite possible !
En effet , c'est un sommeil d'ordre mental , amené il est vrai par un processus physique (la fixation du regard) et un processus psychologique (la fatigue cérébrale) .

La nature nous donne l' autre partie, sans quoi rien ne serai possible c'est la loi psychologique essentielle .

Toute idée tend à devenir un acte .

C'est comme ça , notre cerveau est doué de cette propriété extraordinaire mais seulement sous état hypnotique car cela ne se produit pas consciemment !

Il faut donc faire entrer l'idée dans l'inconscient du sujet qui va ensuite suggérer l'action pour enfin l'accomplir , magnifique cerveau !

Hypnose et stades :

Je pense qu'il existe neuf stades en hypnose traditionnelle .

Suite à mes expérimentations , je peux affirmer qu'au cinquième stade on a l'insensibilité , les piqûres ne sont plus ressenties , plus aucune douleur mais pas de sommeil.

Au septième , c'est le fameux somnambulisme .

Avec le sixième , c'est très frappant , on a une obéissance automatique .

Les suggestions ne doivent pas se heurter à la personnalité du sujet , pas contre sa morale car au fond il garde toujours une partie de son moi éveillé et il se réveillera instantanément .

Tous ces stades sont repérables aisément .

Il est normal que le sujet déclare au réveil qu'il se souvient de tout et qu'il n'a pas dormi car pour qu'il se souvienne de rien il doit être endormi profondément.

Le sommeil en hypnose traditionnelle est un terme impropre car en réalité, il s'agit plus d'aboulie nerveuse , d'une apathie qui va permettre cet état de suggestibilité .

Autrement dit , vous avez les six premiers stades qui sont efficaces en thérapeutique et dont les sujets se souviendront de tout et de l'autre coté l'hypnose profonde qu'on emploie surtout sur scène et dont les sujets seront incapables de se souvenir de quoique ce soit .

L'état de suggestibilité ne donne pas le sommeil .

Il faut commander le sommeil lors de ce stade peut endormir le sujet , c'est seulement là qu'il va dormir avec une amnésie totale au réveil .

Hypnotisme curatif :

La suggestion modifie le système nerveux végétatif .

Mais comment s'en rendre compte ?

Lorsque la personne est endormie profondément , on va lui dire qu'elle est entrain de porter une charge très lourde .

On constate que son pouls ainsi que sa tension artérielle augmentent et cela est visible au tensiomètre électronique .

On retrouve aussi une augmentation des sucs gastriques dès qu'on suggère au sujet qu'il est entrain de manger ou qu'il est entrain de vivre une émotion forte . C'est la même chose au niveau du calcium, potassium , globules blancs et de sa glycémie, lorsqu'on lui prélève une numération formule sanguine .

Ambroise Paré disait : " je le soigne et dieu le guérit "

L'hypnose traditionnelle soigne mais ne prétend pas guérir .

Hypnose et on n'est pas que des cobayes :

Y aura t il encore des personnes qui ne pourront pas croire à l'hypnotisme ?

Avec cette émission sur France 5 , hier soir , Hervé Barbereau , un ami , a démontré avec brio que l'hypnose de scène , celle qui va détendre , celle qui va engendrer des fous rires , celle qui nous fascine et qui oblige l'incrédule à se poser des questions , est bien réelle .

Hervé a utilisé la post suggestion pour l'induction (il compte a 3 et la personne dort instantanément) évidemment si vous faites la même chose chez vous , ça ne marchera pas !

Il nous faut au moins 10 minutes pour suggestionner un sujet vers le sommeil hypnotique .

C'est long , trop long pour la TV ou la scène , la post suggestion va raccourcir ce temps pour le réduire à une seconde .

Voilà ce qui rend magique et spectaculaire l'hypnotisme !

Magnifique cerveau , n'est ce pas !

Hypnose et endormissement :

On endort le sujet par une action mécanique , la fixité des yeux et avec l'autorité d'un caporal sur son escouade , en fait on lui commande de dormir !

C'est pourquoi le test de la chute en arrière que l'on fait avant toute hypnotisation , a toute son importance .

Ceci afin de donner le" pouvoir " a l'opérateur et qu'il va de suite canaliser vers la phase d'endormissement .

Je rappelle qu'il ne faut pas négliger la phase de relaxation profonde,c'est elle qui donnera le bon état psychologique pour l'endormissement profond .

Hypnose et hypnotiseur :

L'imagination du sujet est elle suffisante pour mettre en état d'hypnose ?

Certains vous dirons que oui ; moi je pense qu'il faut, un peu plus : un charisme chez l'hypnotiseur .

Il doit inspirer confiance , dégager quelque chose de positif .

L'hypnotisé doit ressentir au fond de lui même, des atomes crochus avec l'hypnotiseur , exactement comme avec le sixième sens , c'est du même l'ordre

.

Il faut une volonté ferme , un vif désir d'être utile d'une part chez l'opérateur et de l'autre coté chez l'hypnotisé une grande croyance.

Hypnose et foule :

La foule veut toujours se faire guider et ce quelque soit le guide .
C'est le moment qui réclame l'action .
On retrouve la même chose chez le sujet hypnotisé , il y a là une analogie frappante .
Il est en état de réceptivité tout comme la foule devant son leader .
En fait , on les conquiert car ils le demandent !
Seul l'individu qui accepte le lâcher prise peut être hypnotisé .
C'est pareil pour la foule , si elle est composée d'une grande majorité de réceptifs à la cause alors les autres suivront ...la magie opère toujours !

Hypnose et signes associés :

L'hypnotisme est un mode simple et rapide de plonger le système nerveux d'un individu dans un autre état .
Nous avons toujours besoin de son approbation sans quoi rien ne sera possible !
Les modifications dans l'état des centres cérébrospinaux et des systèmes circulatoire , respiratoire et musculaire de l'individu provoquent des signes associés à cet état d'hypnose .
Voyons ce qu'on a en phase d'induction et qui signe l'entrée en hypnose : Les pupilles vont se contracter dans un premier temps puis se dilater de plus en plus , les yeux se fatiguent , s'humidifient .
Puis vient le mouvement de fluctuation des paupières qui ordonne la fermeture de celles – ci .
Pour voir si la personne est vraiment endormie , prenez son bras et laisser le en l'air ,s' il ne retombe pas ,alors elle dort profondément .
Sinon , suggestionnez le sujet pour qu'il garde cette position .
L'hypnotisme permet de descendre le curseur bien en dessous du sommeil naturel .
La personne dort comme un somnambule , seule différence notable , son rêve est dirigé par une volonté étrangère ce qui fait toute la différence .

Hypnose et préparation :

Il est faux de croire qu'on puisse hypnotiser quelqu'un sans son accord et sans aucune préparation .
Dans un premier temps , nous lui demandons de fixer nos yeux fortement comme décrit dans les premiers billets .
Cela parait simple mais en réalité c'est difficile de capter l'attention d'un sujet

en quelques secondes .

Le but n'est pas de fatiguer les yeux de l'individu , certes il va y avoir une fatigue visuelle , non ici ce qu'on veut obtenir c'est une concentration absolue de toute sa pensée sur nous .

Lui demander de faire abstraction de tout ce qui l'entour .

Ensuite , vient la période de la suggestion qui est la plus importante dans l'hypnotisme , évidemment !

Pendant la première partie , le sujet est pleinement conscient et voit tout ce qui se passe autour de lui mais en même temps il est déjà sous la volonté de l'opérateur en ce qui concerne la motricité et les fonctions mentales .

La seconde phase est précisément la période somnambulique et elle précède la phase qu'on travaille sur scène ou dans la rue , celle ou le sujet a retrouvé la totalité de sa raison mais est toujours en relation avec l'hypnotiseur . Le spectacle peut commencer , le sujet va vivre ici ses rêves comme s'il y était ...Magnifique cerveau !

Hypnose et magie :

L'hypnose est magique mais ce n'est pas de la magie .

Il faut dissocier la fonction et son fonctionnement .

Si je vous parle de votre cœur , il a une fonction , celle de vous faire circuler le sang dans vos vaisseaux mais c'est pas pour autant qu'il fonctionne parfaitement bien , donc toujours dissocier la fonction du fonctionnement .

En hypnose , c'est pareil , le fonctionnement est magique certes mais ce n'est pas truqué ! Tout est parfaitement réel , c'est uniquement le sujet qui vit devant nous un rêve en somnambule .

Les résultats sont surprenant , notre cerveau a de nombreuses facettes non exploitées .

Hypnose et Messmer à Paris :

La force de l'imagination au service de la santé .

Messmer , hypnotiseur de grand talent est venu trois jours à Paris pour M6 . L'hypnose thérapeutique qu'il a utilisé pour traiter ce cas d'acrophobie illustre bien le fantastique pouvoir de l'imagination .

Après l'avoir mis sous hypnose en coulisse et avoir utilisé la post suggestion sur la terrasse , il lui fait vivre en réel sa peur panique du vide . Il l'amène physiquement à regarder en bas en lui suggérant qu'il n'y a plus aucun danger et ce pour toujours . Au réveil , le sujet se promène avec aisance sur la terrasse sans aucune crainte , cette peur panique du vide ayant totalement disparue .

Merci encore M.Messmer et bravo ! vous faites avancer positivement l'image de l'hypnose traditionnelle , celle de Mesmer .

Hypnose et sommeil profond :

La nature du sommeil hypnotique reste inconnue mais peu importe car nous savons qu'il faut suggérer seulement l'image mentale du sommeil au sujet pour qu'il dorme .
Elle est proche du sommeil naturel et universelle .
Tout le monde sait que pour dormir , il est impératif de s'abandonner, de se relâcher mentalement et physiquement , bref d'entrer dans une passivité totale
.
Abolir toute volonté , ne plus réfléchir , renoncer à tout effort , voilà l'état dans lequel on doit être pour enfin dormir profondément .
En hypnose , on recherche la même chose dans un premier temps , la relaxation absolue .
La lourdeur des paupières , la lourdeur de la tête sur le cou , la lourdeur de tout le corps participent à provoquer cette fameuse idée du sommeil qu'a le sujet .
C'est cette suggestion du sommeil qu'on utilise et qu'on accentue pour l'emmener vers le sommeil profond .

Hypnose et effets du sommeil d'art :

L'hypnotisme est provoqué grâce à un affaiblissement du système nerveux.
Alors quels sont ces effets ?
On retrouve toujours une vivacité des visions , tout est très clair parfaitement réel pour le sujet ; une insensibilité physique , les idées sont vagues , la surexcitation de la mémoire et de la sensibilité ainsi qu'une communication exclusive de la personne avec l'hypnotiseur .
L'hypnose traditionnelle n'est rien d'autre que suggestion qui provoque sommeil et rêve commandé comme un somnambule .

Hypnose et magnétiseur :

Lorsque vous avez recours à un magnétiseur pour résoudre un problème , il vous fait des" passes magnétiques" lentes et répétées , son fluide vous envahit

...

Lorsque vous vous faites hypnotiser , on n'utilise pas de" passes magnétiques "
on vous fixe dans les yeux et c'est là que tout se joue .

Alors quels sont les liens de parenté qui existent entre le magnétisme et
l'hypnotisme ?

La séance d'hypnose commence par la fixité du regard de l'hypnotiseur sur le
sujet , cette concentration , cette immobilité du corps , cette attente de
l'extraordinaire , va donner l'hypnotisme .

Il se traduit tout le temps par une insensibilité du corps et dans l'esprit par une
exaltation de l'intelligence et de certains sens .

Ce qui se confond avec le magnétisme c'est précisément la fixité du regard .

On retrouve rien d'autre .

L'hypnotisme est un concentré du magnétisme .

Hypnose et sommeil artificiel :

Comment obtenir ce fameux sommeil ?

Maintenant , nous savons qu'il est vrai qu'une action d'essence inconnue peut
désorganiser le mode régulier des fonctions d'une personne .

Il est puéril et ridicule de soutenir le contraire tellement des preuves existent
sur le net .

Alors comment cette force émanant d'un être puisse affecter un autre ?

En fait , tout vient du sujet à l'insu de son plein gré , il ne se doute pas que
c'est lui et lui seul qui fait tout le travail , nous ne sommes que son guide .

En lui demandant de fixer fortement nos yeux vers le haut , ses muscles et
nerfs se fatiguent , sa vue se trouble et durant un instant ses paupières vont se
fermer toutes seules.

Là et seulement là nous lui suggérons qu'il est impossible pour lui de les ouvrir
et plus il essaie et plus c'est difficile ...

Ensuite , nous enchaînons vers les suggestions de détente profonde pour
arriver à la relaxation totale .

La phase de sommeil ne débute qu'après cette étape acquise sinon pas sommeil
profond .

Hypnose et suggestion vocale :

Cette propriété merveilleuse qu'à notre cerveau qui permet à une volonté
étrangère de diriger nos idées rend l'hypnotisme possible . Certes il faut du "
magnétisme "pour capter l'attention de la personne instantanément mais sans
elle j'ose dire , rien ne serait vraiment possible .

Tout en suggérant ses idées , nous modifions les passions , les sensations , les
fonctions organiques , la motricité du sujet .

Biensur , certains vont penser que c'est fait à l'insu du sujet , non ce n'est pas
exact , nous devons toujours avoir l'acceptation du sujet pour avoir accès a

son inconscient .

Nul ne pourra jamais vous endormir si vous ne voulez pas .

Les suggestions vocales vont à l'inconscient directement en shuntant le conscient ce qui permet une efficacité maximum car plus de filtre et de jugement .

L'idée reçue sera transformée en acte dans la seconde , c'est magique et magnifique !

Hypnose et pré-hypnose :

Lorsqu'une personne vient voir un hypnotiseur , elle est en attente de quelque chose d'extraordinaire.

Cette attente du phénomène important pour elle , qu'elle veut du plus profond d'elle même , qu'elle a dessiné dans son esprit est à utiliser .

Cette idée qu'elle en a va donner la chose la plus importante pour nous en hypnose le désir .

Le désir est à mettre en file d'attente tout comme la fixité du regard , l'énorme attention qu'on lui porte et cette recherche d'émotions fortes pour commencer l'impression du sujet .

Elle veut vivre quelques minutes d'une vie plus intensément grâce à l'hypnotisme alors on lui donne ça car c'est elle et elle seulement qui se plonge sous hypnose nous ne sommes que le guide .

L'attente et le désir forme la pré-hypnose .

La personne l'a déjà tellement bien dessiné dans son esprit qu'il suffit bien souvent de peu de suggestions vers le sommeil pour qu'il se produise en réalité .

Hypnose et conditionnement :

Un bon conditionnement au préalable à l'hypnotisme va permettre de faire vivre à la personne plus rapidement le rêve imaginaire .

En fait , la personne ne dort pas en réalité , c'est de l'autosuggestion tout simplement !

Le sujet est présent durant toute la période sous hypnose , il entend tout autour de lui , voit tout , se souvient de tout sauf si on lui demande le contraire mais il n'est en relation qu' avec l'opérateur .

Il va obéir aux suggestions de l'hypnotiseur car il l'a décidé .

Voilà pourquoi , un bon conditionnement est indispensable avant toute tentative de mise sous hypnose d'une personne . On doit absolument avoir son acceptation sans quoi c'est l'échec assuré !

Hypnose et sommeil :

Le sommeil naturel est tout simplement un épuisement du mental , il est absolument nécessaire pour vivre de dormir quelques heures chaque jours.

Ce sommeil va ralentir notre vie organique et affaiblir notre vie de relation .

La volonté va disparaître , la raison et l'attention s'atténuer pour nous permettre de rêver .

C'est ce sommeil qui est vital .

Il est distinct du sommeil nerveux qu'on déclenche avec artifice .

L'hypnotisme va faire entrer la personne directement dans les degrés du sommeil naturel profond et par conséquence avoir les mêmes effets.

La personne va vivre ses rêves dirigés instantanément .

Au passage avant de la réveiller , la suggestion d'un bien être au réveil est faite pour avoir les mêmes bénéfices secondaires .

Voilà un sommeil nerveux différent du sommeil naturel par sa durée mais pas par sa nature .

Séance d'hypnose traditionnelle :

L'hypnotisme est un des moyens de développer le magnétisme .

Nous plongeons notre regard dans le regard du sujet pour produire une perturbation nerveuse importante que nous dirigeons .

Cette concentration de la pensée sur cette seule idée de dormir va produire l'émission du fluide .

Cela suffit pour donner un état mixe , c'est pas vraiment le sommeil plutôt le vague mais cela permet d'ouvrir une porte sur la partie instinctive de l'âme , l'inconscient .

Il faut frapper fortement l'imagination de la personne pour avoir une efficacité maximum dans la suggestion donnée .

Dans cette séance , la personne veut stopper la cigarette .

Je teste d'abord sa suggestibilité avec la chute en arrière et sans attendre j'entreprends les suggestions vers une relaxation totale avant de déposer la suggestion voulue . Bon sevrage tabagique Christophe !(Sur youtube vidéo hypnose et tabac par Philleray)

Hypnose et états somatiques :

Il faut toujours avoir l'acceptation de la personne pour toute hypnotisation sans quoi rien n' est possible .

L'induction hypnotique dépend de l'opérateur et de sa manière de faire donc elle est variable mais les états somatiques se retrouvent toujours .

L'opérateur trouble profondément l'innervation cérébrale , elle est modifiée et va donner dans toutes hypnotisations trois phases qu'on peut observer .

La première est la léthargie , la personne entend tout et a la conscience pendant toute la durée de l'état hypnotique , nous voyons qu'elle avale sa salive , que son pouls augmente que son visage devient un peu rouge . Généralement cette phase suffit pour la thérapeutique .

Ensuite lorsqu'on passe à l'état cataleptique , le sujet ne peut pas simuler certains points de contrôle comme les réflexes tendineux qui sont complètement abolis , aucune fatigue , les membres resteront dans la position demandée très longtemps .

Lorsqu'on a besoin comme sur scène de faire halluciner les gens alors il faut absolument faire entrer le sujet en phase somnambulique avec aucun souvenir au réveil pour provoquer les hallucinations visuelles , gustatives , sensorielles , auditives etc ...

L'art d'hypnotiser :

On peut inclure l'hypnotisme dans le magnétisme car il n'est rien par lui même il est juste un moyen de fasciner le sujet sur lequel on veut agir .

Alors biensur le magnétisme demande à être proche de la personne pour la magnétiser lorsqu'on frappe son imagination .

Cependant avec les nouvelles technologies , les vidéos sur you tube que je fais par exemple permettent une ipso- magnétisation par le regard .

Le fluide émané par les nerfs optiques répercuté par la spirale à l'écran que la personne fixe fortement va amener exactement la même chose .

La circulation va être entravée et les sensations envoyées au cerveau seront interceptées .

La modification ainsi obtenu permet l'ouverture d'une "porte " sur l'inconscient .

Reste a faire la suggestion souhaitée pour que son effet soit instantané !

Dans cette vidéo , la personne est très réceptive à cette hypnose , un très bon exemple (hypnotisée en direct Philleray sur youtube) .

Hypnose via l'ordinateur :

L'hypnose n'est que suggestion .

Mais ce serai trop facile de s'arrêter là .

En fait il nous faut fasciner le sujet et pour obtenir ça c'est une autre histoire !

J'utilise la spirale via l'ordi pour capter son attention , concentrer sa pensée seulement sur le son de ma voix afin d'ouvrir cette petite porte sur son inconscient .

L'inconscient de chacun est analysé par un gardien qui filtre en permanence tout ce qui arrive au cerveau . Vous pouvez toujours vous répéter sans cesse une suggestion , rien n'arrivera car elle sera détruite instantanément .

Grâce à cette fascination , nous arrivons à amadouer ce gardien et la suggestion passe comme s'il l'avait lui même décidé . Voilà un des mécanismes de l'hypnose .

Dans cette vidéo , une ado simule mais l'autre est sous hypnose .

(Ados en hypnose profonde Philleray sur youtube).

Hypnose et raison :

La suggestion verbale qui permet à une volonté étrangère de diriger nos idées et par ses idées suggérées de modifier nos passions , nos sensations, notre motricité et nos fonctions organiques est merveilleuse.

Il faut plonger la raison dans le sommeil pour avoir une hypnose .

Cette étape est fondamentale et sans contredit la plus difficile à mener à bien .

La phase préparatrice (hypotaxique) nécessaire avant toute hypnotisation demande une fixation prolongée , continue , monotone sur un point fixe et sur une seule idée .

Elle a pour but d'accumuler toute la force nerveuse produite par le cerveau dans les réservoirs et d'en utiliser que très peu .

Ainsi , lorsque la suggestion de sommeil est faite alors toute cette force nerveuse se déverse d'un coup et le sujet dort instantanément mais c'est pareil pour toute autre suggestion !

Lorsqu'on répète sur un rythme simple et invariable des phrases unimodes (16 fois par exemple) , cela donne une fascination vertigineuse qui exercée sur un sujet attentif aura la même efficacité .

Un rythme simple et invariable captive le sujet et ce sans parler à l'intelligence .

La raison est endormie et en hypnose c'est l'essentiel .

Hypnose et hallucination :

L'hypnose a besoin de crédivité sans quoi rien ne serai possible !
Mais croire à ce qu'on voit comme Saint Thomas et seulement à ce qu'on voit peut nous jouer des tours !

Hypnose et ressenti du sujet :

L'hypnose est un moyen pour amener la personne à se concentrer sur une seule pensée plus rapidement qu'en état d'éveil .
S'il faut passer par cet état idéoplastique pour pouvoir suggestionner le sujet , il faut que lui passe par différentes phases auparavant .
La première est cette fameuse concentration absolue sur un point fixe et sans intérêt qui va l'empêcher de penser , sa pensée s'éteint .
L'obscurité devient de plus en plus profonde , le vertige le gagne , la pensée l'abandonne , la confusion arrive et seulement là par l'affirmation , l'effet hypotaxique survient .
C'est comme un pouvoir invisible qui le domine !
Ses paupières s'alourdissent de plus en plus etc ...

Hypnose et impressionnabilité :

Bon nombre de personnes réfractaires à l'induction , ayant échoué à la phase hypotaxique ne sont nullement considérés inaptes à l'hypnotisme .
Il suffit dans bien souvent des cas de recommencer chaque jours une séance pour s'apercevoir que ces mêmes personnes offrent dans une autre occasion tous les degrés d'impressionnabilité .
La seule limite que l'on peut constater se trouve chez les personnes incapables de fixer leur pensée sur un objet pendant le temps demandé lors de la phase hypotaxique nécessaire pour toute hypnotisation .
Ensuite , la raison est plongée dans le sommeil ...

Hypnose et soirée :

Il nous faut conquérir le public dans la première minute de la prestation , chose qui ne peut pas s'improviser !
Le test des index qui se serrent au son de la voix de l'opérateur comme font Messmer ou Hervé Barbereau pour sélectionner les plus réceptifs est un bon moyen , rapide et spectaculaire mais peu sécurisant pour les débuts .
Je conseille aux aspirants hypnotiseurs de venir avec un complice qu'on a déjà hypnotisé c'est plus confortable. La fascination est impérative , le rythme doit être soutenu et le scénario suivi , pas de place à l'improvisation en hypnose .
Concrètement , il faut commencer par l'hypnose de rue avec des démonstrations ludiques , collé à l'arbre , impossible de marcher , oubli d'un chiffre , faire danser , etc...toujours avec un visuel clair et interrogatif !
Le public est forcément difficile mais jamais hostile , bon courage !

Hypnose et effets :

Les effets de l'hypnotisme sur nos organismes sont généralement des picotements et clignotements des paupières , un pouls accéléré avec des inspirations ralenties , des joues rouges ou pales , des bâillements .
Voilà les signes physiques qu'on retrouve pratiquement chez tous les sujets hypnotisés .
La personne hypnotisée va être en relation , exclusivement avec son hypnotiseur , personne d'autre ne peut lui ordonner quoique ce soit .
Autrement dit , elle ne va pas entendre les voix des autres personnes , ne va pas sentir , ne va pas obéir aux injonctions du public présent .
Seul l'hypnotiseur peut lui demander de manger un oignon , un ail en lui disant qu'il s'agit d'un fruit sucré et très bon ou lui agiter une plume sous le nez en lui suggérant qu'elle ne ressent absolument rien ou faire péter un pétard devant elle en lui disant qu'elle n'entend rien d'autre que le son de sa voix . Les effets de l'hypnotisation sont sans limite ou presque car il nous faut toujours l'acceptation de la personne sans quoi rien n'est possible .

Hypnose et mystère :

La réponse aux suggestions ne peut pas être prévue , elle dépend des personnalités , parfois elle est inexistante et parfois très mystérieuse !
C'est là tout le charme de l'hypnose ... ah ce fantastique cerveau !

Hypnose et somnambulisme artificiel :

Endormir un sujet est une chose le faire rêver en est une autre.
Alors comment procède t-on ?
Après l'avoir testé puis mis sous hypnose nous le faisons dialoguer .
Cette possibilité qu'on a en hypnose traditionnelle d'entrer en contact verbal est fantastique , c'est le lien invisible et terriblement efficace qui nous permet de faire le show sur scène .
Par ce biais , nul ne peut résister aux suggestions faites , on lui demande de ne

plus se souvenir du chiffre 5 lorsqu'il ouvrira les yeux et ce chiffre aura totalement disparu de son esprit .... Le rêve peut ainsi commencer et le show aussi .

Hypnose et système nerveux :

Les différents phénomènes produits par l'hypnotisme sont tous attribués au système nerveux .

La catalepsie qui se produit dès les premières minutes , l'anesthésie qui est rapide aussi et l'hyperesthésie des sens sont produits artificiellement grâce au système nerveux .

Autrement dit , il faut d'abord établir le contact avec le sujet dans un endroit calme , obtenir le calme d'esprit et son attention pour procéder à l'induction hypnotique .

Tout se joue par les yeux et le nerf optique .

C'est cette accumulation de force nerveuse et électrique transmise au nerf optique qui submerge en une fraction de seconde tout le système nerveux et qui développe l'invasion du sommeil en réaction .

Hypnose et coulisses d'un spectacle :

Ce soir , il y avait pas loin de 400 personnes au camping la BoutinardiereBoutinardiere   et Hervé l'hypnotiseur d'incroyable talent de M6 saison 2010 est sur scène .

Mais comment prépare t- il son show ?

C'est étonnant mais aucun staff lourd , il voyage léger .

Il arrive vers 17h , prend un pot en terrasse du restaurant .

Puis il commence l'installation du matériel pour le show de 21H30 .

Son matériel se compose d'une table noire de fabrication maison sur laquelle il pose méticuleusement sa régie , ses micros , son ordi ..c

Son professionnalisme est poussé très loin , rien n'est improvisé dans la préparation.

Chaque chose a sa place et une place à chaque chose .

Par exemple , on sait bien qu'en hypnose rien ne doit distraire le sujet et bien , Hervé a fait une boite spéciale pour le chewing-gum de la personne !

Mais on retrouve ce même trait de caractère dans l'acoustique de la salle , le son de la voix a beaucoup d'importance , il teste lui même les enceintes , le positionnement et leur direction etc..c

Vers 19h , il va manger et reviendra quelques minutes avant le show en tenue et rasé de près pour finaliser les derniers petits détails et arrive déjà 21h40 . L'animatrice du camping le présente et le spectacle commence pour 2h de fantastiques moments inoubliables et extraordinaires ou se mélange rires et étonnements , un spectacle a voir absolument ! vous ne serez pas déçus. (sur youtube Hervé hypnotiseur M6 incroyable talent)

Hypnose et outre la raison :

Admettre qu'il existe quelque chose au dessus de la raison est chose facile pour toute personne qui a été hypnotisée .
Elles décrivent souvent qu'elles entendaient tout mais ne pouvaient qu'obéir aux suggestions de l'hypnotiseur .
La raison était comme endormie .
C'est précisément cette chose qu'elles ressentent mais ne peuvent pas concevoir qu'on nomme " une chose outre la raison " et qu'on utilise dans le sommeil lucide pour plonger la personne dans le rêve qu'on dirige .

Hypnose et limites :

On me demande souvent s'il y a des dangers dans l'hypnose .
Alors , il faut clarifier les choses .
Nous avons tous, un moi qui nous gouverne .
Toute personne se livrant à la concentration pour accéder à un état de suggestibilité va être accessible certes a toutes sortes de suggestions .
Mais , la suggestibilité a des limites et heureusement .
Il n'est jamais possible d'aller contre les tendances profondes d'une personnalité , le moi est toujours là !
Les suggestions faites à la personne ne doivent pas choquer sinon elle se réveille .
Cependant ce que le conscient ne veut pas n'est pas valable tout le temps pour l'inconscient , on s'en aperçoit dans la pratique .
La personne s'abandonne à l'hypnotiseur lorsqu'elle a parfaitement confiance , il faut toujours gagner ce lien avant toute hypnotisation , c'est primordial !

Hypnose et corps inerte :

Ah , la catalepsie est le meilleur moyen de rendre attractive l'hypnose.
Mais comment y parvient – on ?
En état de veille , nos sens sont activés en permanence et toutes les infos sont traitées en direct par le cerveau .
Il faut voir ça un peu comme un fluide dans une bouteille . Schématiquement :
Si on penche la bouteille dans un sens aussitôt tout le fluide est attiré dans une partie et plus rien dans l'autre .

C'est pareil pour les sensations qu'on perçoit !

Lors de l'induction ou du "charme " on demande au sujet de concentrer toute son attention sur exclusivement nos yeux et sur rien d'autre .

Alors ce fluide se retire des sens , la sensibilité est affaiblie , la faculté de pouvoir changer de pensée est abolie et l'esprit devient inactif .

C'est dans cette phase que nous pouvons demander par suggestions l'inertie du corps .

En résumé , nous devons d'abord avoir l'inertie de l'esprit pour engendrer la seconde !

Vieille ou nouvelle hypnose :

Qu'est ce que l'hypnotisme ?

C'est charmer un sujet pour l'emmener jouer sa propre pièce de théâtre rien de plus !

Alors sur le fond nous n'avons rien inventé c'est juste sur la forme que ça peut changer et je rappelle qu'on copie jamais les inductions et le style des autres hypnotiseurs par respect pour eux et donc qu'il faut trouver sa propre technique !

Selon la personnalité de l'opérateur , son éthique , son spectacle va prendre une tournure humoristique ou plus technique ...

Mais pour l'avoir vécu , il n'y a rien a voir entre une démonstration de mise sous hypnose d'une personne devant les amis pour les épater et monter sur un plateau devant 500 ou 1000 personnes qui sont pas si facile que ça a charmer et moult hypnotiseurs qui ont ramé sur scène le savent bien ! Ils auraient préféré être ailleurs ça je vous l'assure et se mettre dans un petit trou de souris tellement c'est horrible .

Messmer vient a Bobino durant les vacances de la Toussaint 2012 , il commence son spectacle par une vidéo pour capter le public mais cette vidéo a une autre fonction , celle de démontrer son pouvoir et on sait très bien que c'est l'exemple qui contamine les autres !

Rien de neuf la dedans .

Ensuite , il utilise la post suggestion pour faire réagir le public car c'est drôle et ça aussi c'est vieux comme le monde !

Non , l'hypnose n'est pas en mode évolutif car il n'y a plus rien a inventer c'est une bizarrerie de notre cerveau que l'on exploite , seul la forme exploitée peut varier mais ça c'est une histoire de goût et tous les goûts sont dans la nature !

Hypnose et douleur :

Toute idée suggérée sous hypnose est directement conçue dans l'âme .

Cette conception dans l'esprit ordonne à l'organisme d'obéir .

Voilà comment par exemple lorsqu'une douleur existe dans la nuque après une nuit passée dans une mauvaise position ...peut disparaître instantanément par simple suggestion d'une chaleur vive à cet endroit .

Hypnose et suggestion post-hypnotique :

L'hypnotisme différée ne se développe qu'avec une personne hypnotisable et profondément endormie .
En effet la personne doit imaginer cette suggestion et comprendre ce qu'on attend d'elle !
Un bon moyen pour s'en assurer est de lui suggérer qu'elle a dix doigts à chaque mains .
L'effet n'est pas réel visuellement mais il se confirme dans son imagination et là c'est parfait pour y mettre une post suggestion par exemple , lorsque je dirai : " poufff dormir " instantanément vous dormez !
La personne à son réveil obéira à " poufff dormir " comme un ordi à une ligne de code en html , c'est ce qui rend magique l'hypnose de spectacle !

Hypnose et fascination :

Pas d'hypnotisation sans préparation !
Ce premier temps est essentiel et fondamental pour enclencher le second.
Cette partie est difficile à obtenir , à mener mais zappez la et c'est l'échec assuré !
Au Québec , on parle de fascination , c'est l'idée .
Il faut prendre l'ascendant sur le sujet aussi rapidement que possible sans lui laisser le temps de réfléchir .
Enchaîner le sujet , faire qu'un avec lui , obtenir cet état obscur cotonneux entre veille et sommeil .
C'est par la concentration de sa pensée qu'on produit ce temps pour passer ensuite seulement aux suggestions .

Messmer à Bobino :

Voilà une nouvelle façon d' appréhender l'hypnose , elle est moderne et classique .
Le fond est à vivre en direct et je vous y encourage !
Mais voyons la forme du spectacle car c'est écrit , y a pas de doute , ça fonctionne !
On retrouve deux temps d'une heure environ avec une entracte au milieu d'une dizaine de minutes .
La sélection des sujets se fait par les mains collées et mises au dessus de la tête lors de la première induction , l'autre est faite par les index pointés vers le

haut et mis au dessus de la tête aussi car il a besoin de voir qu'elles seront les personnes assez réceptives mais pas trop non plus pour vivre cette pièce théâtrale !

Une fois tous sur scène (15 sujets) , il utilise la technique classique pour approfondir l'endormissement .

Il commence par une double catalepsie sur disque tournant, c'est nouveau !

Ensuite commence le voyage intérieur des personnes . Ils vivent cette pièce d'une manière tellement extravertie que la mayonnaise prend et la salle devient hilarante !

Un spectacle à vivre si vous le souhaitez (si vous ne faites pas les tests d'inductions , vous resterez simple spectateur) mais le voir c'est fantastique , un souvenir impérissable !

Hypnose et influence de la suggestion verbale :

C'est par une des bizarreries de notre cerveau que nous exploitons avec l'hypnotisme une merveilleuse propriété qu'il a ,celle de laisser entrer une volonté étrangère . Celle qui nous donne accès à l' inconscient d'un sujet volontaire . C'est lui et lui seul qui nous laisse entrer aux commandes de l' inconscient .

Par cette porte , nous pouvons diriger ses rêves comme s'il était somnambule .

Nous pouvons ainsi modifier ses sensations , ses passions , sa motricité et biensur supprimer certaines addictions .

Dans ma vidéo (Hypnose pour arrêter de fumer par Philleray sur youtube) je vous met la main à la manivelle mais c'est vous qui devez la tourner ensuite !

Tenez bon une semaine sans y toucher et c'est gagné !

Hypnose à M6 :

Emmanuel , hypnotiseur élève de Franck Syx , on retrouve bien sa technique là , a reçu 3 "non" à Incroyable Talent 2012 !

Alors pourquoi ?

On a 3 raisons aussi !

La première c'est l'imitation de Messmer , ça ressemble trop et il est au top !

la seconde , la production lui impose des numéros genre l'oubli du chiffre "7" etc .. il n'a pas pu faire ce qu'il voulait .

La dernière , à mon avis c'est la comparse dans le public , ça se voit trop !

Emmanuel est doué , c'est sur ! mais un bon hypnotiseur doit savoir hypnotiser partout et n'importe quand .

Hypnose et le pont humain :

Messmer fait ça dans son show avec deux personnes sur disques tournant , c'est visuellement très beau !

Mais ce n'est pas vraiment le pont humain !

En effet , il faut deux piliers et la personne posée dessus raide comme une barre d'acier pour le faire.

Personne ne peut rester dans cette position sans plier même un athlète très entraîné , essayer et constatez que c'est impossible !

La personne en catalepsie peut le faire et rester plusieurs minutes sans bouger !

Alors comment est ce possible ?

En hypnose traditionnelle , on recherchera toujours l'approfondissement de l'hypnose .

Une musique relaxante nous permet une détente , une relaxation de la personne , cet approfondissement est indispensable.

Puis tests après tests , progressivement la raideur du corps arrive avec les suggestions dirigées vers un corps raide comme du bois , dure comme une barre d'acier ...

La personne va rester avec ces suggestions tant qu'on ne passe pas à une autre !

C'est ce qui rend magique le pont humain !

Hypnose vue par le sujet :

Je me propose de vous faire entrevoir ce que peut ressentir un sujet pris par l'hypnose d'après les témoignages des personnes que j'ai hypnotisé .

En vérité il ne dort pas au début, il éprouve un sentiment de fatigue et d'assoupissement qui ressemble à un endormissement puis il plonge en sommeil profond au dernier stade de l'hypnose (delta) .

Un engourdissement du cerveau survient avec une vague nerveuse qui le submerge .

Le sujet conserve son intelligence des choses et se voit pris dans cet état de flottement , finalement très agréable et se laisse aller .

Le sujet voit bien dans son esprit comment il pourrait faire pour lutter contre la volonté de l'hypnotiseur qui lui ordonne de faire plus et encore plus de choses mais c'est impossible pour lui de le faire !

Dans son esprit , plus il fixe son attention sur ces suggestions et plus c'est précisément impossible pour lui de s'y soustraire c'est un des ressorts qui rend magique l'hypnose de spectacle .

Au final , l'expérience hypnotique vous apprend que votre inconscient est tout puissant car c'est vous et seulement vous qui hallucinez votre imagination via l'hypnotiseur qui vous guide !

Hypnose et magnétisme :

On peut voir l'hypnotisme comme une simple technique et se dire qu'après tout c'est simple j'apprends la technique et je me lance , essayez et constatez que c'est l'échec assuré !

Messmer dit qu'il n'a pas de don , n'en croyez rien , arriver à ce niveau de maîtrise n'est pas donné à tout le monde !

Le magnétisme est l'action de l'esprit sur la matière .

C'est la force mentale , la force constitutive de notre être .

Lorsqu'on la surexcite avec l'hypnotisme , elle va exalter toutes nos facultés . Elle va provoquer l'extase et même nous faire goûter à la béatitude suprême du nirvana .

La puissance de cette force permet d'affecter profondément l'état physiologique de notre être .

Que ce soit la catalepsie , l'anéantissement ou la surexcitation de la sensibilité générale ou encore la stimulation des facultés intellectuelles voir même l'affectation de tout le système para sympathique , la cause est unique, c'est la force mentale induite par la suggestion et le magnétisme est une forme de suggestion .

Hypnose et buts :

L'hypnotisme est un art et en chacun de nous sommeil un artiste !

Alors que vous soyez curé , dentiste , psychiatre ,anesthésiste ou artiste peut importe puisque cet outil va vous servir dans votre propre pratique et dans son cadre réglementé .

Il n'y a plus de conflit possible seulement une approche différente selon votre personnalité , votre profession , votre empathie .

Par définition , tous les goûts sont dans la nature et heureusement !

Que vous alliez voir un spectacle de Messmer , Hervé Barbereau etc... ou que vous allez voir un thérapeute pour traiter une addiction etc ...peut importe l'essentiel est de vous faire plaisir .

Hypnose et scène :

Le sommeil habituel de nuit varie un peu du sommeil provoqué par art .

En effet lorsque vous vous endormez , vous vous agitez et cela trouble votre calme naturel .

Dans le sommeil provoqué il n'y a plus de doute , plus appréhension , vous allez directement au niveau alpha , ce niveau d'onde du cerveau qui va vous permettre de vivre les rêves en somnambule .

De plus sur scène 15 minutes de sommeil correspondent à 3 heures de sommeil de nuit alors imaginez si vous restez 45 minutes , vous avez fait votre nuit !

Cela est possible car vous êtes plongés directement en alpha .

Mais , il faut quand même 3 pré-requis pour vivre l'expérience sur scène :

1. Abandonner vos repères , ouvrir son esprit et chercher cette dimension qui se cache en vous .

2. La concentration est essentielle , vous devez vous concentrer sur le son de ma voix et uniquement sur le son de ma voix ! C'est facile à comprendre, si je prends le train à Rennes pour aller à Paris et que je descends au Mans , je ne serai jamais à Paris , c'est logique . C'est pareil , restez toujours concentré sur ma voix , le son de ma voix qui vous guide !

3. Vous devez le vouloir , vous avez envie de vivre l'expérience !

Voilà , vous êtes prêts , faites le test de réceptivité et vivez l' expérience hypnotique au moins une fois dans votre vie !

Hypnose et réceptivité :

Avant toute hypnotisation , nous cherchons toujours les personnes les plus sensibles car c'est plus rapide .

Alors comment reconnaître aisément une personne sensible à l'hypnotisme?

Pour plonger la raison dans le sommeil , nous avons besoin de l'état hypotaxique .

C'est un état de préparation du sujet , de pré induction qui va amener la personne à se déconnecter de ses repères habituels , à chercher cette dimension cachée en elle en un mot arrêter sa pensée sur une seule idée !

Dormir .

C'est pas la phase plus facile mais elle est essentielle .

Je fais le test des mains collées devant soi pour choisir les personnes les plus sensibles , ce test est visuel et bien pratique pour enchaîner sur le second ...

Hypnose et impressions mentales :

Il n'y a pas de technique qui marche sur tous les sujets mais une trame qu'il faut en permanence adapter aux sujets !

Alors comment travailler cette trame ?

Par l'impression mentale , nous obtenons des modifications psychiques et physiologiques sur le sujet car toute modification mentale est un phénomène de la conscience .

Elle peut donc être réveillée par le souvenir tout simplement .

A partir de là , nous allons appeler sur le point que nous voulons impressionner , cette force artificiellement accumulée au cerveau et ainsi obtenir la modification voulue grâce à l'affirmation !

La personne va dessiner dans son esprit cette image mentale avec tellement de détails que pour elle c'est parfaitement réel !

Hypnose et stop tabac :

On me pose souvent la question : " mais une seule séance suffit ? "

Alors je vais amener un éclairage sur ce point car cela me parait important .

Lorsque qu'on vous plonge sous hypnose , vous êtes au niveau alpha , un niveau un peu cotonneux comme le matin lorsque vous vous réveillez ...
Dans cet état , vous donnez accès à la personne qui vous a mis sous ce niveau et seulement à cette personne , vous donnez accès à votre inconscient .
J' y ouvre " une petite porte " , j'y dépose la suggestion et je referme .
Cela me prend qu'une dizaine de minutes , pas plus et une fois cette suggestion passée dans votre inconscient , elle est active instantanément , ça commence à travailler dès le réveil ! Votre conscience la prend comme sienne .
Voilà pourquoi une seule séance suffit .

Sur yoube « séance d'hypnose traditionnelle filmée en direct Philleray».

Hypnose et conscience :

Dans le cas du somnambulisme , le sujet endormi reste éveillé et en liaison constante avec l'hypnotiseur .
Peu importe ce qu'il se passe , ce lien invisible mais bien réel et impérissable restera tant qu'on n'aura pas dit le contraire !
C'est la voix qui compose sa nature , véritable cordon de liaison avec son inconscient .
La conscience de l'hypnotisé ne pourra pas s'y opposer , aucune résistance possible ou presque !
C'est plus fort que lui , l'hypnotisé réalise les suggestions comme si elles venaient de sa conscience .
Cependant , n'importe quelle suggestion ne pourra pas être faite car si elle est trop en opposition avec sa conscience alors elle ne sera pas exécutée .
La conscience de l'hypnotisé va continuer à s'y opposer et ce malgré l'hypnose !
Voilà pourquoi , vivre cette expérience hypnotique ne présente au total aucun risque et ceux qui vous disent le contraire ont tort .

Une suggestion que j'utilise très souvent pour soulager une douleur , c'est la chaleur , j'ai fait cette vidéo dans ce but !
Elle fonctionne très bien , détendez vous et laissez vous guider .

Sur youtube « Hypnose et douleur Philleray » .

Hypnose et hyperesthésie :

L'hypnotisme agit sur le psychisme et le physique .
Dans le cas d'une hyperesthésie , nous sommes dans le champs des sens .
Nous développons à loisir l'odorat , le goût , l'ouïe d'une personne .
Pas la vue directement mais avec les yeux fermés la personne va se mouvoir avec aisance dans la pièce grâce à l'hyperesthésie de l'ouïe et du sens musculaire .
C'est un peu comme si elle avait un" radar "autour d'elle ....
Peu importe les obstacles placés devant elle , elle les évite !
L'équilibre normal des sens est rompu par une concentration cérébrale particulière .
L'hypnose sur le psychisme va permettre de vivre le rêve en imagination comme si on y était !
Tout est parfaitement réel pour l'hypnotisé , ses réactions nous font rire et c'est ce volet qui m'intéresse le plus , l'hypnose distrayante , passionnante et qui nous fait oublier nos soucis .

Hypnose au bloc :

L'hypnose au bloc est arrivée depuis 1992 avec Mme Faymonville et est très efficace pour réduire la douleur .
L'anesthésiste formé à l'hypnose vous fera une anesthésie loco-régionale et les seringues de sédation seront prêtes au cas ou , aucune crainte à avoir de se réveiller au beau milieu de l'intervention !
Elle permet d'éviter les effets secondaires de l'anesthésie générale .
Elle donne une meilleure cicatrisation ainsi qu'un lever plus tôt , une récupération plus rapide et un temps d'hospitalisation plus court .
Bref , que de bons arguments , à vous de tester !

Hypnose et conditions pour vivre l'expérience :

Il faut trois conditions pour vivre l'expérience hypnotique .
Tout d'abord , éliminer les craintes , être sur de vous et jamais douter!
Premier point , vous devez ouvrir votre esprit , rechercher cette force qui est en vous et qui va vous emmener vers ce sommeil , c'est primordial !
Ensuite , vous devez vous concentrer la première minute sur le son de la voix de l'hypnotiseur , la concentration doit être au maximum .

Et en troisième arrive la condition synéquanone , le vouloir .
Voilà vous êtes prêt(e) pour vivre l'expérience hypnotique en sachant que 15 minutes de sommeil sous hypnose correspondent à 3 heures de sommeil classique !

Hypnose de salon :

Cette pratique est difficile car improvisée mais un bon hypnotiseur doit savoir pratiquer son art partout et n'importe quand !
Les gens demandent du spectaculaire , du visuel , la catalepsie en premier numéro va les impressionner .
Ensuite , prendre d'autres volontaires et enchaîner les numéros avec aisance , cela doit paraître facile .
L'hypnose de scène demande une grande maîtrise des techniques mais c'est en forgeant qu'on devient forgerons alors n'hésitez pas,lancez vous !

Hypnose et sommeil :

La nature du sommeil hypnotique est la même que celle du sommeil ordinaire le seul changement que je retrouve est dans l' intensité du sommeil .
Lorsqu'on plonge une personne sous hypnose il se passe trois choses .
D'abord une voile flotte dans son esprit , une sensation agréable puis vient la pesanteur sur les paupières de plus en plus lourdes pour finir par une amnésie complète au réveil qui signe un état de somnambulisme profond .
Mais nul besoin d'avoir un état somnambulique profond pour une catalepsie ou une suggestion thérapeutique , le niveau d'onde alpha suffit par contre pour halluciner son imagination alors là on devra continuer la relaxation pour arriver au niveau thêta .
La lucidité du sujet est toujours proportionnée dans son intensité à la profondeur du sommeil !

Hypnose et secrets d'hypnotiseurs :

Donnez moi des pinceaux avec de la peinture et je ne vous ferai pas un léonard !
C'est pareil dans l'hypnose , la maîtrise des techniques est un plus mais n'est pas suffisante . Peu importe ce qu'on raconte pour vous vendre la lune malheureusement c'est comme ça et vous allez vite vous en apercevoir lors de la pratique . En théorie tout est facile , les pseudo hypnotiseurs enseignants possèdent certes quelques bases qu'on trouve sur le net et qui fonctionnent sur des sujets extrêmement sensibles mais sont incapables d'hypnotiser des personnes inconnues venant à eux .
Là plus possible de tricher , l' échec est patent , ils fuient en cherchant une

personne extrêmement sensible .

De plus c'est dangereux car ils ne sauraient pas comment faire remonter une personne au conscient en cas de blocage .

Au final , les techniques de mises sous hypnose s'enseignent mais la magie de l' hypnose reste un art .

Hypnose et imagination :

L'hypnotisme se compose d'un triptyque .

La première partie indispensable c'est vous !

En second c'est votre imagination et la troisième partie c'est l'hypnotiseur.

Rien ne sera possible s'il en manque une ...

Vous devez chercher en vous cette force , vous devez le vouloir absolument , c'est primordial !

Votre imagination fera ce travail grâce à l'hypnotiseur qui vous guidera pas à pas vers cet état de sommeil somnambulique . Tout se joue entre vous , votre imaginaire et l'hypnotiseur .

Faites ce test et constatez le pouvoir de votre inconscient !

Les mains se décollent en fin de vidéo que vous trouverez sur youtube

« Hypnose test des mains collées Philleray » .

Hypnose et engourdissement du cerveau :

J'affirme "vous paupières sont lourdes et pesantes " vous hésitez à le croire puis vous cédez à cette obsession .

Que s'est il passé ?

Vous vous voyez pris dans cet état , vous conservez complètement votre intelligence mais cependant un engourdissement au cerveau apparaît et il vous est impossible de lutter contre , vous obéissez !

Plus vous luttez contre et plus vous obéissez mais uniquement sur le point spécial ou je fixe votre attention...

Le sommeil ne vient pas au début c'est seulement après la période de relaxation .

J'entraîne votre imagination dans des endroits agréables ...et vous dormez !

Hypnose et sommeil magnétique :

Il faut savoir que nous avons deux systèmes nerveux l'un est soumis à notre volonté et l'autre complètement indépendant , ce qui montre bien au passage qu'il nous est impossible de gérer notre destin ...
Pour le système nerveux modifiable , la volonté semble avoir pris demeure dans le cerveau .
Tant que les nerfs sont en rapport avec le cerveau alors tous les mouvements seront possibles.
Mais s'ils sont coupés , détruits etc ... plus aucune liaison intime avec le cerveau ou la moelle épinière alors la volonté agit en vain , aucun mouvement ne se produira !
C'est donc la preuve que la volonté déplace un stimulis quelconque dont les nerfs sont porteurs .
Quel est la nature de ce stimulis ?
Nous savons tous que notre sang est constitué de différentes substances mais une est ici intéressante c'est le fer .
Le fer agit comme un aimant dans notre organisme et c'est l'accumulation de cette force magnétique qu'utilise l'hypnotiseur .
Les deux personnes sont liés magnétiquement et la volonté de l'un agit sur le système nerveux de l'autre pour provoquer le sommeil magnétique ou le somnambulisme .

Hypnose et accouchement :

La duchesse de Cambridge aurait l'intention de se tourner vers l'hypnose afin de mieux contrôler les douleurs de son accouchement.
L'hypnose est en effet une alternative naturelle pour accoucher sans péridurale par voie basse quand ça se présente bien , tant que son cœur bat tout va bien mais c'est à surveiller ...
L'intérêt qu'elle y porte démontre bien que nous sommes entrés dans une autre époque concernant l'hypnose .
Elle est devenue un outil parmi les autres et ne fait plus peur !
La puissance de l'inconscient est infinie et pour supprimer la douleur aussi puissante soit elle , la simple suggestion de chaleur intense à cet endroit suffit !

Hypnose sur europe1 :

J'entendu un intervenant dire :

" l'hypnose n'est pas un état de sommeil ..."
Alors je vous conseille de bien vérifier les capacités de votre opérateur si vous souhaitez vous faire hypnotiser car l' hypnose ne s'apprend à la faculté et je parle bien ici d'hypnose et non de psychothérapie à la FREUD qui s'apparente plus à la méthode Coué ...
Je rappelle qu'il nous faut ouvrir " une porte " dans l'inconscient du sujet pour y déposer la suggestion sans quoi elle reste au conscient et n' aura aucun effet !

Demandez lui donc une vidéo d'une catalepsie qu'il a réalisé et vous aurez le signe d'un vrai opérateur en hypnose capable de vous hypnotiser ; l'hypnose reste un art , un jeu comme la peinture ...

Lorsqu'on parle à quelqu'un , notre cerveau est au niveau bêta (mesurable avec des électrodes) pour pouvoir plonger cette personne sous hypnose nous devons descendre au niveau des rêves et du somnambulisme c'est le niveau alpha (mesurable aussi) alors il est évident qu'il vous faut dormir pour pouvoir rêver ! Cqfd

Hypnotisme et magnétisme :

Dans l'esprit de bon nombre de personnes ces mots impressionnent encore leur imagination .

Alors comment est né l'hypnotisme ?

Il faut savoir que l'hypnotisme est né du magnétisme et c'est vers la fin du 18ème siècle qu'un médecin autrichien nommé Mesmer vint à Paris exposer sa nouvelle découverte .

Auparavant au 16ème siècle un nommé Maxwell utilisait l'aimant naturel pour provoquer une sorte de suggestion à but curatif .

Mesmer a pris l'idée de cet aimant naturel pour le transformer en un aimant artificiel comme moyen curatif c'est ainsi que la simple suggestion de l'idée qui pouvait se transformer en acte est née , c'est le début de la suggestion ou l'hypnotisme devient possible .

Hypnotisme et hypnotiseur :

Il n'est pas hypnotiseur qui veut sinon ça se saurait !

Mon but ici est de déraciner les soupçons de charlatanisme qui pèsent encore sur ceux qui exécutent ces voyages intérieurs dans le monde mystérieux du somnambulisme .

Il faut savoir que la raison est toujours en contre poids à l'imagination.

Et , si certains se réveillent pendant le show c'est normal car leur raison a pris le dessus et la crédivité d'un client est limitée .

La suggestion dessinée dans leur esprit subit toujours le contrôle cérébral c'est pourquoi la suggestion est soit rejetée soit acceptée .

Point de connivence la dedans c'est juste la limite de l'hypnotisme .

Hypnose et amnésie :

Lorsque la personne est sous hypnose alors la suggestion d'amnésie du prénom peut être faite .

Je procède avec le tableau noir .

Voilà la suggestion que j'utilise : " Concentrez vous , vous écoutez le son de ma voix , vous allez écrire sur le tableau noir votre prénom à mon signal et au compte de trois !

1. vous voyez le tableau noir devant vous ,

2. écrivez votre prénom

3. quand c'est fini hochez la tête .

Maintenant au compte de trois vous allez effacer ce prénom .

1. vous prenez la brosse

2. vous effacez

3. complètement effacé

Vous avez effacé votre prénom , impossible pour vous de vous en souvenir plus vous essayez et plus c'est impossible !

A mon signal et au compte de trois vous ouvrez les yeux et il vous est impossible de me dire votre prénom ....

Dans cette vidéo que j'ai faite , la personne ne souvient plus de son prénom c'est complètement impossible de le prononcer , c'est l'amnésie du prénom ....

sur youtube « Hypnose et oubli du prénom Philleray » .

Hypnotisme et somnambulisme :

L'hypnotisme provoque le somnambulisme .

Il existe plusieurs techniques pour capter l'attention du sujet , amener le calme d'esprit , l'absence de bruit etc ... afin de provoquer chez lui la concentration nécessaire .

Une fois obtenue alors nous provoquons le somnambulisme .

A l'aide de suggestions de relaxation du corps (lourd et pesant) nous lui demandons de se laisser envahir par le sommeil .

La période initiale est primordiale , rien ne doit distraire le sujet , pas un bruit car le sens de l'ouïe est exhalté et cela va retarder l'invasion du sommeil artificiel .

Mais une fois que la personne dort profondément alors plus rien ne peut la réveiller seul l'hypnotiseur le pourra .

Pour endormir les autres , la contagion suffit bien souvent .

Hypnose et relaxation :

Pour faire une bonne relaxation sous hypnose , il faut d'une part ne pas se poser de question , jouer le jeu et d'autre part bien se détendre .

Voilà , prenez une bonne respiration , fermez les yeux , installez vous confortablement , lumière tamisée , ouvrez les yeux et lancez la vidéo en plein écran !

Sur youtube : « Hypnose relaxation 2 Philleray » .

Hypnose et lucidité :

Depuis l'antiquité nous savons qu'il existe deux substances en nous , l'intérieur et l'extérieur .

L'homme est une intelligence servie par des organes .

La puissante volonté de l'hypnotiseur n'agit que sur celle du sujet somnambulisé .

Le somnambulisme est une faculté commune à tous les hommes . Cependant pour certains réfractaires il faudra un peu plus de temps mais ce n'est pas impossible !

Le développement de sensibilité sous somnambulisme est considérable et sans limite lorsqu'on s'y prête bien .

Ils sont capables d'éprouver l'influence de tout ce qui les entoure .

On peut ainsi leur demander de visualiser l'intérieur de leur corps .

La plupart du temps la nature travaille seule pendant le somnambulisme et induit le bon comportement .

Il n'est pas nécessaire de suggestionner plus , seul l'état somnambulique est important et incontournable .

Hypnose et aptitude à l'hypnotisme :

L'hypnose de spectacle est la seule hypnose connue de tout le monde , dans l'inconscient collectif .
Alors comment reconnaître les plus aptes rapidement ?
Sur scène , les tests de réceptivité collectifs ont pour but de sélectionner les plus sensibles du public .
Une fois que nous avons les volontaires sur le plateau , un deuxième test est proposé pour rechercher les sujets capables de vivre d'une façon extravertie la pièce de théâtre que nous leur réservons ....
Car bon nombre de personnes vont pouvoir être hypnotisé sans jamais vivre les rêves en réalité .
En effet , pour vivre un rêve comme si on y était , il faut des sujets hyper sensibles , extravertis , etc ...
Et , parfois , nous avons des surprises !
Dans cet état , vous n'êtes plus du tout timide , vous voyez les gens devant vous mais c'est comme des meubles , vous n'y attachez aucune importance , peu importe ce qui se passe , vous êtes dans votre rêve , tout seul !
L'hypnose vous rend plus autonome .
Je vous encourage à vivre cette expérience , vous serez sûrement surpris par la méconnaissance de votre être .

Hypnose et impressions :

Les impressions idéales font autant d'effets sur le corps que celles qui sont réelles .
Si , je demande au sujet sous sommeil artificiel de s'imaginer être sous la neige , qu' il fait froid ... il va frissonner , claquer des dents sans avoir été réellement confronté à la neige et au froid .
C'est donc bien par l'imagination et cette idée du froid qu'il se fait qu 'i l va déclencher ces modifications physiques visibles sur son corps .
Tout se passe dans son imaginaire et se répercute dans son corps .

Hypnose et souvenir :

L'oubli total au réveil est constant chez tous les sujets somnambulisés au stade Alpha et suivant .
Pas de passivité la dedans c'est la personne elle même qui oblige son organisation à faire ce travail .
Certaines personnes qui ont la volonté de se souvenir de quelque chose ne manquent jamais de s'en rappeler au réveil !
Mais ce souvenir est sous forme de rêve , le sujet semble avoir rêvé ça !
En effet , lors de l'hypnose profonde , la personne n'est en relation qu'avec l'hypnotiseur et peu importe qu'il y ait du monde autour , elle n'y prête aucune

attention .

Si , je lui demande d'écouter une chanteuse et de s'en souvenir au réveil alors elle s'en rappellera mais seulement sous la forme d'un rêve !

C'est un rêve qu'elle a fait .

De même que si je lui demande de revivre un événement extrêmement traumatisant pour elle et de ne plus s'en souvenir au réveil eh bien c'est surprenant mais pour elle , il n'aura jamais existé , fantastique cerveau !

Hypnose et fascination de l'âme :

L'attirante magie du regard rayonnant de l'hypnotiseur lors de l'induction d'un sujet va l' éclairer de sa lumière .

Cela va l'enchanter et ses paupières vont se mettre à vibrer pour se fermer d'un coup puis l'inspiration magnétique survient et le charme opère .

Le mystère du sommeil magnétique relève plus de la science de l'âme que des sciences médicales .

Il ouvre sur des horizons inconnus , il initie l'homme aux mystères les plus secrets de son organisme et de la vie de son âme .

Il prouve qu'il existe autre chose chez l'homme , quelque chose de persistant , d'immatériel et de fascinant .

Philleray hypnotiseur traditionnel

- FIN -

www.ingramcontent.com/pod-product-compliance
Lightning Source LLC
Chambersburg PA
CBHW051945280526
45789CB00009B/3181